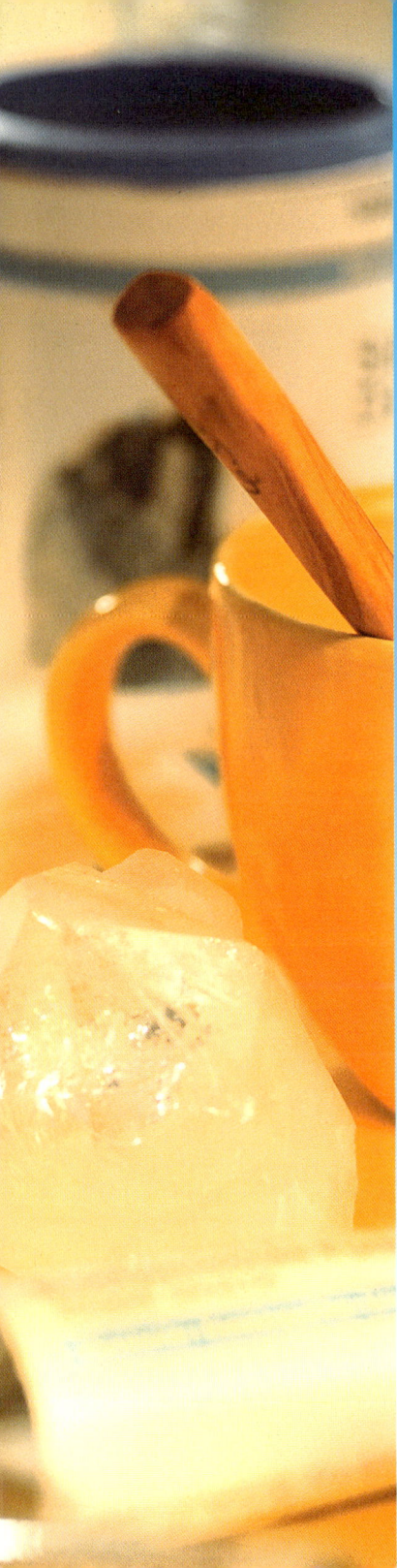

Die ... hilft

*I*n der Einfachheit liegt die Kraft – die Schüßler-Biochemie kommt zur Behandlung von Beschwerden und Erkrankungen mit zwölf Salzen aus! Es ist das Lebenswerk des Arztes Dr. Wilhelm Schüßler, der in Kenntnis der Homöopathie dieses Naturheilverfahren entwickelte.

Die Heilkraft der Schüßler-Salze verblüfft meine Patienten und mich täglich aufs Neue. Diese Heilmethode setzt sich eben nicht ohne Grund weltweit zunehmend durch.

Natürlich bringt sie nicht bei allen Krankheiten Heilung; das kann keine Therapie. Bilden Sie sich Ihre Meinung über die Salze selbst – machen Sie Ihre eigenen Erfahrungen bei der Behandlung der in diesem Buch beschriebenen Beschwerden. Sie werden wie ich überzeugt sein: Die Schüßler-Salze sind einfach anzuwenden und besitzen eine bemerkenswerte Heilkraft.

Günther H. Heepen

INHALT

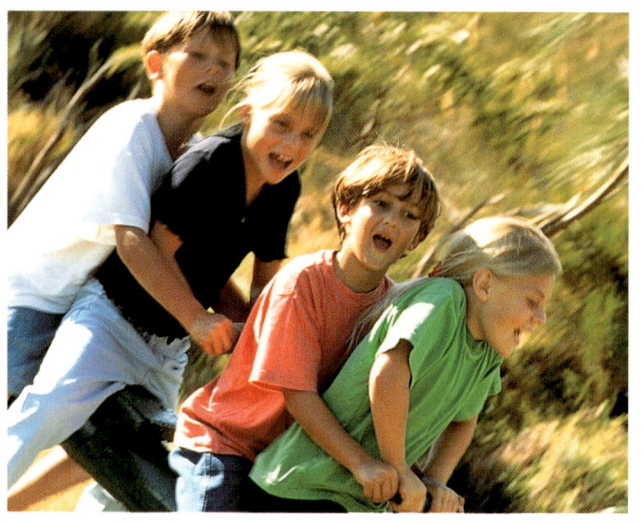

Modalitäten in der
Biochemie 17
Akute und chronische
Erkrankungen 17
Anwendung und Dosie-
rung der Salze 18
Bei akuten
Krankheiten 18
Bei chronischen
Erkrankungen 18
Sonderfall: Magnesium
phosphoricum............19
Die Behandlung von
Entzündungen...........19
Anwendung und Dosie-
rung der Salben..........21
Fuß- und Handbäder..22

INFORMATION

Der Weg zur Biochemie 4
Schüßlers Biochemie–
was ist das?..................................5
Von der Homöopathie
zur Biochemie 5
Die homöopathische
Ähnlichkeitsregel 6
Die Potenzierung.............................7
Die Suche nach neuen Mitteln 8
Die Herstellung der Mittel 9
Der sensationelle Erfolg 10
Moderne Entwicklungen 11
Wie und wann helfen
Schüßler-Salze?...............................12

Kompressen und Wickel....................23
Zubereitung mit Tabletten.................23
Zubereitung mit Salbe......................24
Dauer der Behandlung 25
Das ist bei der Behandlung
zu beachten 25
So finden Sie Ihren
Therapeuten 27
Die zwölf Heilsalze und
ihre Salben 27
Nr. 1: Calcium fluoratum D12
(Kalziumfluorid)................................28
Nr. 2: Calcium phosphoricum D6
(Kalziumphosphat)...........................29

BEHANDLUNG

Über die Selbstbehandlung 14
Selbstbehandlung –
Möglichkeiten und Grenzen 15
Hilfen bei der Mittelwahl 15
Die Signaturen-Diagnostik................15

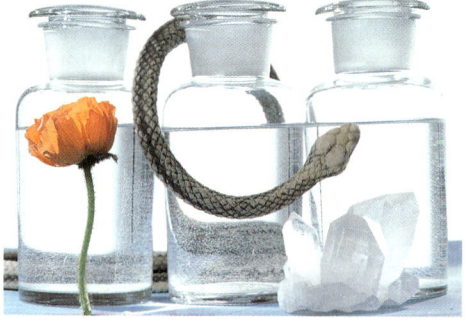

INHALT

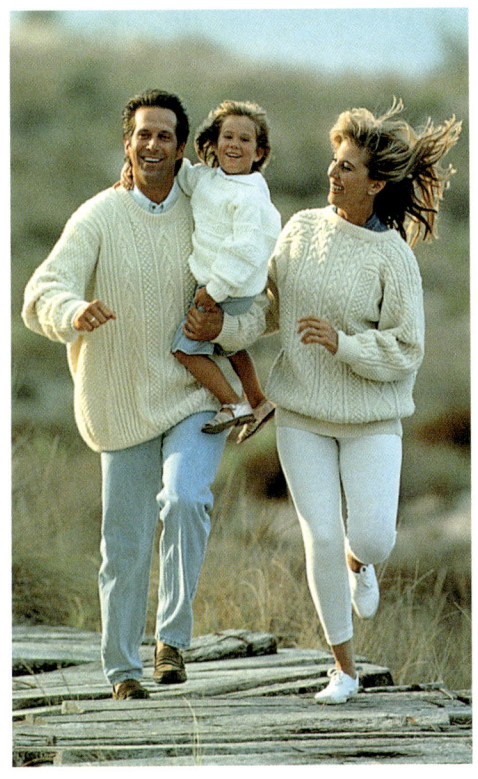

Nr. 3: Ferrum phosphoricum D12
(Eisenphosphat) 31
Nr. 4: Kalium chloratum D6
(Kaliumchlorid) 32
Nr. 5: Kalium phosphoricum D6
(Kaliumphosphat) 33
Nr. 6: Kalium sulfuricum D6
(Kaliumsulfat) 35
Nr. 7: Magnesium phosphoricum D6
(Magnesiumphosphat) 36
Nr. 8: Natrium chloratum D6
(Natriumchlorid) 38

Nr. 9: Natrium phosphoricum D6
(Natriumphosphat)..........................39
Nr. 10: Natrium sulfuricum D6
(Natriumsulfat) 41
Nr. 11: Silicea D12
(Kieselsäure) 42
Nr. 12: Calcium sulfuricum D6
(Kalziumsulfat)..........................44

Beschwerden und ihre Mittel 46
So finden Sie zu Ihrem Mittel 47
Die wichtigsten Schritte 47
Was Sie beachten müssen 47
Von der Beschwerde zum Mittel
(Wegweiser) 48
Beschwerden von A bis Z..................54

ZUM NACHSCHLAGEN

Mineralsalze im Körper 89
Mineralstoffe und Lebensmittel.........90
Adressen, die weiterhelfen................91
Bücher, die weiterhelfen....................92
Sachregister........................93

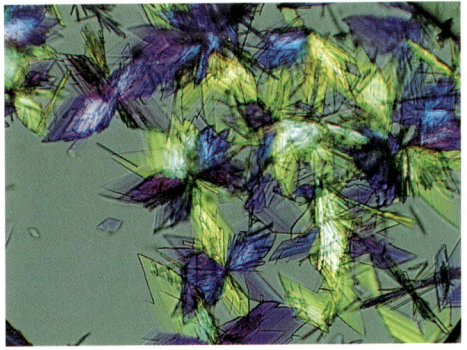

Der Weg zur Biochemie

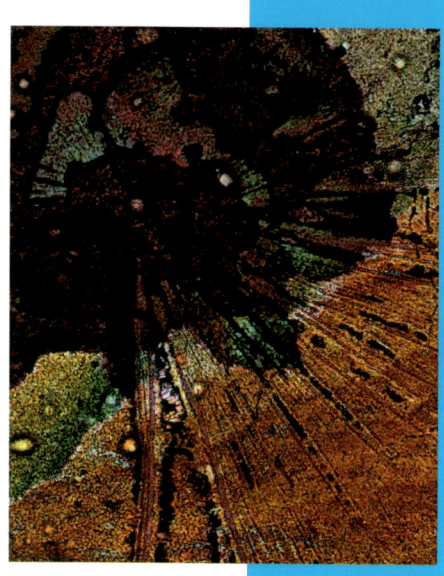

Zunächst erläutere ich Ihnen, wie der Arzt Dr. Schüßler darauf kam, ein eigenes Naturheilverfahren zu entwickeln, das auf nur zwölf Mineralsalzen aufbaut. Sie erfahren, welche Rolle die Homöopathie und das ihr zugrundeliegende Gedankengut dabei gespielt haben. Auch wie und bei welchen Beschwerden Schüßler-Salze helfen, habe ich Ihnen ausführlich erläutert.

Foto: Mischkristall aus den Salzen eines Mineralwassers im Mikroskop

Schüßlers Biochemie – was ist das?

Der Begriff »Schüßlers Biochemie« beinhaltet zum einen die Aussage, daß es um biochemische Prozesse und Reaktionen geht wie Atmung, Stoffwechsel und Verdauung, die in unserem Körper natürlicherweise ablaufen (bios, griechisch: das Leben; Chemie: die Wissenschaft der Elemente; das Wort »Biochemie« hat die moderne Chemie von Schüßler übernommen). Zum anderen drückt der Begriff aus, daß es sich um die *Behandlungsmethode Biochemie* handelt, die der Arzt Dr. Heinrich Wilhelm Schüßler auf der Basis umfangreicher Forschungsarbeiten vor über 120 Jahren entwickelt hat. Die Therapie kommt mit zwölf Mineralstoffen (Salzen) aus, die natürlicherweise im menschlichen Körper vorkommen, und die wir täglich mit der Nahrung aufnehmen. Schüßler hat entdeckt, daß aus diesen Salzen Heilmittel hergestellt werden können, die sehr viel mehr bewirken als die Mineralstoffe in unserer Nahrung: Sie können Fehlfunktionen des Organismus normalisieren, wichtige Körperfunktionen anregen oder wieder möglich machen. Während Schüßler noch von Salz-Molekülen sprach, wissen wir heute, daß Mineralsalze durch die chemische Vereinigung von Metallen und Nichtmetallen entstehen und aufgebaut sind aus elektrisch geladenen Atomen, den Ionen (Grafik).

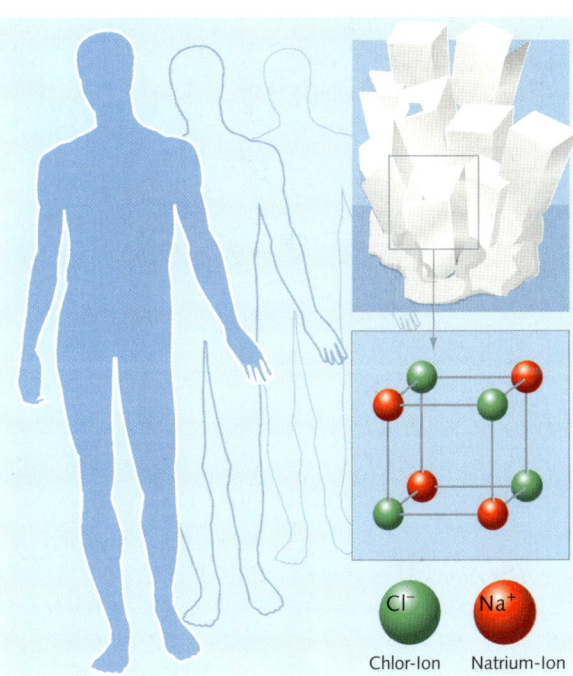

Überall in unserem Körper finden sich Mineralsalze. Ihre Kristalle (würfelförmig beim Kochsalz) entstehen durch regelmäßige Anordnung von geladenen Atomen, den Ionen (Chlor- und Natrium-Ionen beim Kochsalz).

Cl⁻ Chlor-Ion   Na⁺ Natrium-Ion

Von der Homöopathie zur Biochemie

In Bad Zwischenahn im Ammerland nahe Oldenburg kam Wilhelm Heinrich Schüßler 1821 zur Welt. Lange unterstützte er wegen des geringen Einkommens seines Vaters die Familie finanziell durch eine Tätigkeit als Sprachlehrer. 1853, er war 32 Jahre alt, nahm er ohne Abitur das Medizinstudium in Paris auf. Später wechselte er an die Universität nach Berlin und promovierte schließlich in Gießen. In Oldenburg eröffnete er dann eine Praxis als Arzt, Wundarzt und Geburtshelfer. Schon bald galt sein besonderes Interesse der Homöopathie, mit der er fast 20 Jahre lang seine Patienten behandelte. Kein Wunder, daß auch der Weg zu seinem Heilverfahren und die Herstellung seiner Heilsalze von den grundlegenden Gedanken des Entdeckers der Homöopathie, des Meißener Arztes Dr. Samuel Hahnemann (1755 bis 1843), geprägt war.

Hahnemann entdeckte, wie sich aus Pflanzen, Tieren und Mineralstoffen wirksame Heilmittel herstellen lassen.

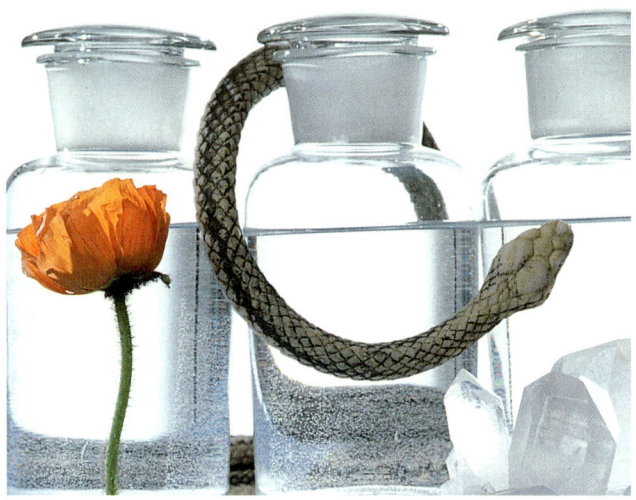

Die Ähnlichkeitsregel: »Similia similibus curentur« oder »Ähnliches möge mit Ähnlichem geheilt werden«

Die homöopathische Ähnlichkeitsregel

Fundament der Homöopathie ist die Ähnlichkeitsregel; um zu erklären, was damit gemeint ist, ein Beispiel: Kaffee, spätabends getrunken, kann bei gesunden Menschen durch seine anregende Wirkung auf das Nervensystem den Schlaf verhindern. Zwar ist der Betreffende müde, kommt aber wegen ständig kreisender Gedanken nicht zur Ruhe. Wenn eine Substanz wie Kaffee beim Gesunden so eindeutige Beschwerden (Symptome) auslösen kann, dann kommt sie nach der Ähnlichkeitsregel Hahnemanns bei ähnlichen Beschwerden

Von der Homöopathie zur Biochemie

auch als Heilmittel in Frage. Kann also ein Kranker wegen Erregung des Nervensystems nicht einschlafen oder zeigt er ähnliche Symptome, ist die Kaffeebohne, in der Homöopathie und lateinisch Coffea genannt, in verdünnter (potenzierter) Form das zur Behandlung geeignete Mittel.

Durch Versuche konnte Hahnemann für viele Substanzen aus dem Tier-, Pflanzen- und Mineralreich herausfinden, welche Symptome sie bei Gesunden hervorrufen; diese Versuche wurden von anderen fortgesetzt. Bei der beschriebenen Vorgehensweise, der »Arzneimittelprüfung«, entstehen für jede Substanz umfangreiche Listen mit Symptomen – zusammengefaßt als »Arzneimittelbild«.

Mittlerweile gibt es über 1500 homöopathische Mittel; um das jeweils passende Mittel zu finden, muß der Therapeut die Symptome des Patienten mit den Arzneimittelbildern vergleichen. In der Homöopathie gibt es nämlich nicht ein einziges Mittel gegen eine Erkrankung, sondern nur das Mittel, das dem kranken Menschen hilft – bei seinen Symptomen, seinen Gefühlsäußerungen und seinen Eigenheiten gleichermaßen. So wird verständlich, daß eine homöopathische Behandlung sehr zeitaufwendig ist und eine große Erfahrung des Homöopathen voraussetzt.

Trotz unterschiedlicher Arzneistoffe sehen homöopathische Globuli immer gleich aus.

Die Potenzierung

Damit homöopathische Mittel ihre volle Wirkung entfalten, werden sie nach einem von Hahnemann entwickelten Verfahren mit Wasser, Alkohol oder Milchzucker »verdünnt«

Potenzen und die damit verbundene Verdünnung

D1:	1 : 10
D2:	1 : 100
D3:	1 : 1.000
D6:	1 : 1.000.000
D12:	1 : 1.000.000.000.000

In Deutschland üblich: D-Potenzen

(potenziert). Dies geschieht in Verdünnungsschritten von 1 : 10 (1 Teil Substanz auf 10 Teile Verdünnungsmittel: dezimale Verdünnung) oder 1 : 100 (1 Teil Substanz auf 100 Teile Verdünnungsmittel: centesimale Verdünnung). Bei dezimaler Verdünnung wird dem Namen des Heilmittels der Buchstabe »D« angehängt, man spricht von einer D-Potenz. Wird nur einmal im Verhältnis 1 : 10 verdünnt, heißt die Potenz D1. Nimmt man in einem zweiten Verdünnungsschritt von der D1-Verdünnung einen Teil und vermischt ihn mit 10 Teilen Verdünnungsmittel, entsteht die D2-Potenz. Aus dieser gewinnt man bei gleicher Vorgehensweise die D3-Potenz. Mathematisch betrachtet, gibt die Potenz an, wie viele Nullen im Verdünnungsverhältnis nach der Eins stehen.

Die Potenzierung der Mittel hat Schüßler für seine Salze übernommen (Seite 9).

Die Suche nach neuen Mitteln

Die Medizin zum Ende des 19. Jahrhunderts war gekennzeichnet von Entdeckungen und grundlegenden Veränderungen. Professor Dr. Rudolf Virchow (1821 bis 1902) beispielsweise, Pathologe an der Charité, dem bekannten Berliner Krankenhaus, entdeckte die kleinste Lebenseinheit im menschlichen Körper – die Zelle. Der niederländische Wissenschaftler und Physiologe Jakob Moleschott fand wenig später heraus, welche Bedeutung Mineralsalze für die Funktion des menschlichen und des tierischen Organismus haben.

> »...die Stoffe, die bei der Verbrennung von totem tierischen und menschlichen Gewebe zurückbleiben, die sogenannten Aschebestandteile, gehören zu der formgebenden und artbedingten Grundlage der Gewebe. Kein Knochen ohne Knochenerde, kein Knorpel ohne Knorpelsalz, kein Blut ohne Eisen, kein Speichel ohne Chlorkalium.«
>
> Jakob Moleschott

Schüßler war zu dieser Zeit bereits seit Jahren auf der Suche nach einer neuen Behandlungsmethode. Er wollte weg von den unzählig vielen in der Homöopathie gebräuchlichen Mitteln und hin zu einer Therapie, die mit wenigen Arzneimitteln auskommt. Ein Satz aus Moleschotts wissenschaftlicher Veröffentlichung inspirierte Schüßler (Kasten); er wollte herausfinden, welche Mineralsalze (neben den von Moleschott beschriebenen) im Körper vorkommen. Um das zu erforschen, analysierte er Asche von Leichen aus dem Krematorium. Dabei entdeckte er, daß in den unterschiedlichen Geweben und Organen des Menschen jeweils unterschiedliche Mineralsalze vorherrschen; so fand er zum Beispiel in Muskelgewebe überwiegend Kaliumphosphat und Magnesiumphosphat (Tabelle Seite 89). Für den homöopathisch denkenden Schüßler war es nur ein kleiner Schritt zu der Idee, die für ein Gewebe typischen Salze bei Erkrankungen eben dieses Gewebes als Heilmittel einzusetzen. Bei Erkrankungen der Muskulatur also die Salze Kaliumphosphat und Magnesiumphosphat.

»Jedes biochemische Mittel muß so verdünnt sein, daß die Funktionen gesunder Zellen nicht gestört, vorhandene Funktionsstörungen aber ausgeglichen werden können.«

Heinrich Wilhelm Schüßler

Die Herstellung der Mittel
Durch die Forschungsarbeiten von Virchow war Schüßler klar, daß er die Salze in die erkrankten Zellen bringen mußte. Doch wie konnten sie die Zellmembran, die jede Zelle des Menschen wie eine Schutzhülle umgibt, durchdringen? Bei dieser Aufgabe half ihm wiederum seine Kenntnis der Homöopathie – in diesem Fall der Herstellung homöopathischer Mittel: Durch vielfache Verdünnung (Seite 7) werden Substanzen so fein verteilt, daß sie in jede einzelne Zelle eindringen können. Also ließ Schüßler aus den Mineralsalzen homöopathische Potenzen herstellen. Damit waren die Schüßler-Salze erfunden.
Und noch etwas Entscheidendes entdeckte Schüßler: Wenn er die in Pulverform vorliegenden Salze in Wasser verdünnte, das er langsam schluckweise trinken ließ,

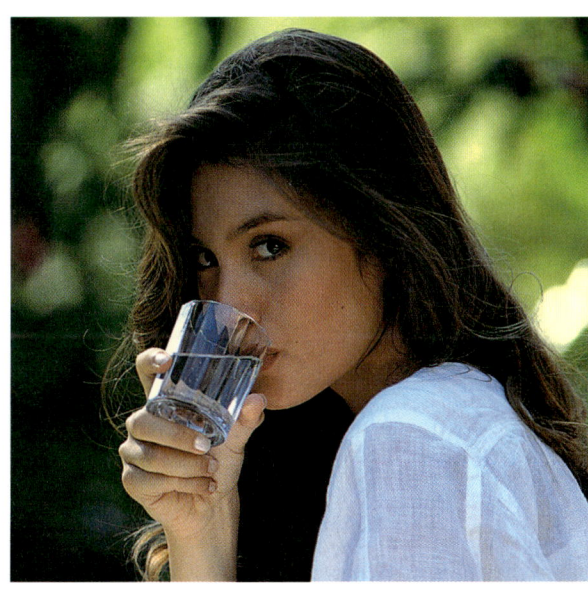

Die in Wasser gelöste Arznei wird von der Mundschleimhaut aufgenommen.

kam der größte Teil des Heilmittels erst gar nicht in den Magen, sondern wurde bereits von der Mundschleimhaut aufgenommen. Auf diese Weise konnte die Salzsäure des Magens die Wirksamkeit der Heilsalze nicht mehr beeinträchtigen.

Der sensationelle Erfolg

Krämpfe verschwinden in Minuten

Schließlich wagte Schüßler erste Versuche: Er gab Patienten mit Muskelkrämpfen Magnesium phosphoricum – die Beschwerden klangen binnen Minuten ab. Diese Entdeckung war sensationell. Schüßler war nun sicher, mit seiner Forschung auf dem richtigen Weg zu sein. Fieberhaft arbeitete er weiter. Immer häufiger stellten sich Behandlungserfolge ein, selbst in Fällen, in denen andere Methoden versagten. So behandelte er in Oldenburg über 1000 an Diphtherie erkrankte Kinder erfolgreich mit Kalium chloratum, während die Ärzte mit ihrem (damaligen) Wissen ohnmächtig zusehen mußten, wie Kranke an der Infektion starben. Schüßler nannte seine Methode in Hinblick auf die vielen Mittel in der Homöopathie »Eine abgekürzte Therapie – gegründet auf Histologie und Cellular-Pathologie«. Es war ihm wichtig, die Zahl der Heilmittel möglichst gering zu halten; er wollte mit höchstens zwölf Heilsalzen auskommen.

Die Kristalle von Calciumsulfat (Gips) im Mikroskop

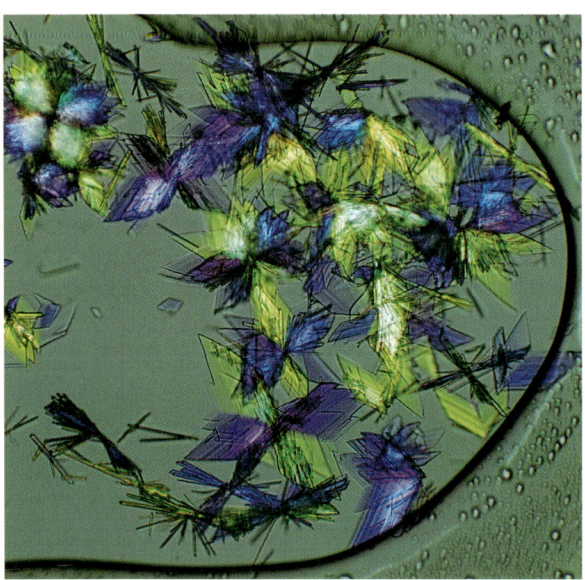

Mit dem zwölften Salz (Calcium sulfuricum) setzte er sich jahrzehntelang auseinander und kam letztlich zu dem Schluß, daß es nicht in seinen Arzneischatz gehört, da andere Salze den Wirkungsbereich abdecken. Seine Nachfolger nahmen Calcium sulfuricum viel später aber wieder auf, als sie entdeckten, daß es bei Eiterungen, Lymphknotenentzündung und Lebererkrankungen besonders wirkungsvoll ist.

Nach seinen umfangreichen Forschungsarbeiten und der

Bestätigung seiner Theorien durch die Praxis veröffentlichte Schüßler 1873 seine Erkenntnisse. Damit sorgte er zunächst für erhebliches Aufsehen, bald jedoch wurde seine Arbeit angegriffen und ins Lächerliche gezogen. Schließlich erlahmte das Interesse daran. Schüßler, obwohl zunächst sehr enttäuscht, ließ sich von der Ablehnung durch seine Kollegen letztlich nicht beirren. Er war sicher, auf dem richtigen Weg zu sein, und ergänzte und verbesserte seine Methode, die er nun kurz »Biochemie« nannte.

Die Biochemie erhält ihren Namen

Moderne Entwicklungen

Schüßler verordnete zeitlebens ausschließlich die von ihm entdeckten Heilsalze in Tablettenform. Die zwölf Heilsalben, aus den Salzen hergestellt (Seite 21), wurden erst nach seinem Tod eingeführt. Diese Salben werden zusätzlich oder ausschließlich zur Behandlung erkrankter Gelenke oder bei Hauterkrankungen eingesetzt, da der fein verteilte Wirkstoff über die Haut oft schneller an sein Ziel gelangt.

Prinzipiell lassen sich Schüßler-Salze auch anders als in Tabletten- oder Salbenform anwenden. Die einzige Anwendungsform, die Schüßler als hilfreich erachtete, waren Kompressen. Er empfahl sie bei Hautbeschwerden wie Prellungen, Wunden und Insektenstichen. Die Anwendung der Salze in Bädern hielt er (ebenso wie die Kneippschen Bäder) im Rahmen der Biochemie für nicht erforderlich. In seinem Standardwerk »Eine abgekürzte Therapie« meint er sogar, es sei ein Irrtum zu glauben, den Erfolg einer biochemischen Behandlung mit zusätzlichen Maßnahmen (etwa Massagen, Elektrotherapien) beschleunigen zu können.

Aus den Schüßler-Salzen werden heute für die äußerliche Anwendung auch Salben hergestellt.

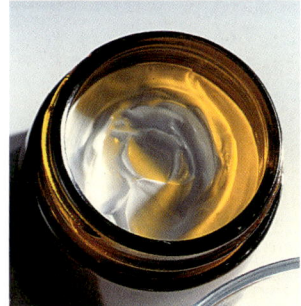

Die Erfahrungen von Schüßlers Nachfolgern mit diversen Anwendungsformen waren unterschiedlich; einige scheinen die biochemische Behandlung wirkungsvoll zu ergänzen. In meiner Praxis haben sich vor allem die (in der Temperatur) ansteigenden Fuß- und Handbäder mit Salzen bewährt. Sie verstärken die Heileffekte in manchen Fällen (etwa bei chronisch kalten Füßen), da sie zusätzlich einen starken (Wärme-)Reiz ausüben. Auf Seite 22 finden Sie mehr über die Durchführung.

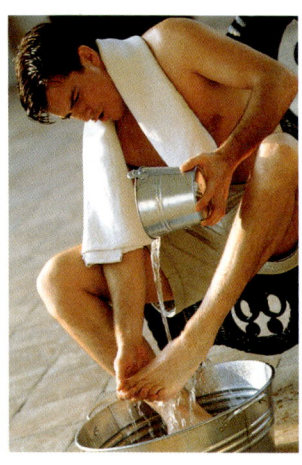

Ansteigende Fußbäder können die Heilwirkung verstärken.

Daneben werden von einigen Anhängern der Schüßlerschen Lehre Überwärmungsbäder, Serienwaschungen und Vollbäder empfohlen. Nach meiner Erfahrung können diese Anwendungen den therapeutischen Effekt ansteigender Fußbäder nicht erreichen:
• Bei den Waschungen ist der Wirkstoffkontakt mit der Haut zu kurz, es werden nicht genügend Ionen (Seite 5) vom Körper aufgenommen. Mit der Salbe ist erheblich mehr zu erreichen.
• Für Voll- und Teilbäder entwickelte der heilkundige Sanatoriumsleiter Dr. h.c. Hickethier (1891 bis 1951) ein spezielles Mineralstoff-Badesalz. Es enthält verschiedene Mineralstoffe, jedoch keine potenzierten Schüßler-Salze. Dadurch hat es allenfalls einen kosmetischen Effekt für die Haut, nicht jedoch einen therapeutischen.

Wie und wann helfen Schüßler-Salze?

Um es vorweg zu sagen: Mit Schüßler-Salzen wird dem Körper nicht der notwendige Bedarf an Mineralstoffen zugeführt. Vielmehr helfen Schüßler-Salze dem Körper im Krankheitsfall, Mineralstoffe wie Magnesium, Phosphat oder Kalzium wieder dorthin gelangen zu lassen, wo er sie braucht.
Ein Beispiel: Schmerzhafte Krämpfe an der Darm-Muskulatur treten auch bei Kranken auf, die sich ausgewogen ernähren und genügend Magnesium im Körper haben. Warum also die Krämpfe, warum ist nicht genügend Magnesium in der Muskulatur, wo es die Entkrampfung bewirken könnte?
Schüßler nannte dieses Phänomen eine »Molekülverteilungs-Störung«. Das bedeutet, daß die winzigen Magnesiumteilchen (Magnesium-Ionen) im Organismus nicht dort sind, wo sie gerade benötigt werden. Anders ausgedrückt: »Das richtige Salz ist nicht zur richtigen Zeit am richtigen Ort«.

Wenn das richtige Salz nicht am richtigen Ort ist

Genau hierbei hilft das Schüßler-Salz Magnesium phosphoricum: Es behebt die gestörte Verteilung der Ionen, so daß die Magnesiumteilchen wieder in jede einzelne Muskelzelle gelangen und den Krampf lösen können.

Wie und wann helfen Schüßler-Salze? 13

Schüßler-Salze gehören in die Hausapotheke
Schüßler-Salze helfen bei vielen Erkrankungen des Alltags. Dies gilt vor allem bei akuten Erkältungskrankheiten wie Schnupfen, Husten, Heiserkeit, bei Hautverletzungen, Prellungen, Stoß- und Quetschwunden. Auch bei langandauernden (chronischen) Krankheiten sind Schüßler-Salze äußerst wirkungsvoll, so bei rheumatischen Beschwerden, Migräne, Schlafstörungen, Nervosität, Verstimmungszuständen, trockenen Schleimhäuten (zum Beispiel der Augen) sowie bei Warzen, Ekzemen, chronischen Stirnhöhlenentzündungen, Wachstumsbeschwerden bei Kindern, Muskelkrämpfen und Haarausfall.

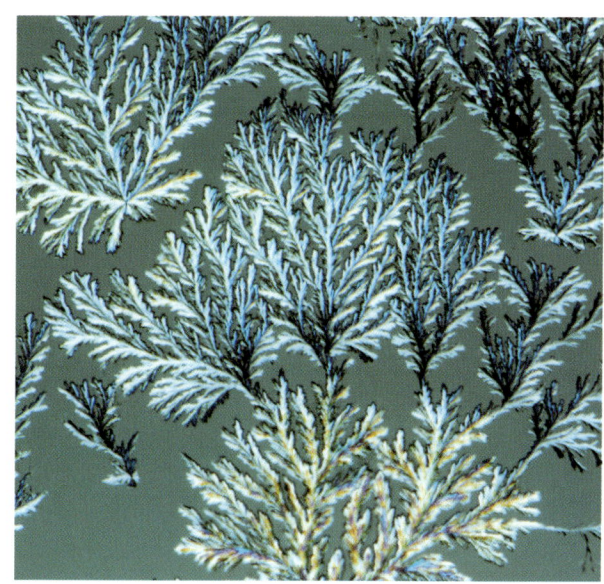

Kristalle aus den Salzen eines Mineralwassers im Mikroskop

Die 12 Schüßler-Salze und ihre wichtigsten Wirkungen

Biochemie	Name	Potenz	die wichtigsten Wirkungen
Nr. 1	Calcium fluoratum	D12	bei Haut-, Nagel- und Knochenproblemen
Nr. 2	Calcium phosphoricum	D6	unterstützt Heilung und Wachstum
Nr. 3	Ferrum phosphoricum	D12	bei Entzündungen und Verletzungen
Nr. 4	Kalium chloratum	D6	Heilmittel für die Schleimhäute
Nr. 5	Kalium phosphoricum	D6	stärkt Muskeln und Nerven
Nr. 6	Kalium sulfuricum	D6	bei chronischen Entzündungen und Hauterkrankungen
Nr. 7	Magnesium phosphoricum	D6	bei Schmerzen und Krämpfen
Nr. 8	Natrium chloratum	D6	reguliert den Flüssigkeitshaushalt
Nr. 9	Natrium phosphoricum	D6	normalisiert den Stoffwechsel
Nr. 10	Natrium sulfuricum	D6	regt Ausscheidung und Entgiftung an
Nr. 11	Silicea	D12	stärkt Sehnen, Knorpel und Knochen
Nr. 12	Calcium sulfuricum	D6	läßt Eiter abfließen

Über die Selbstbehandlung

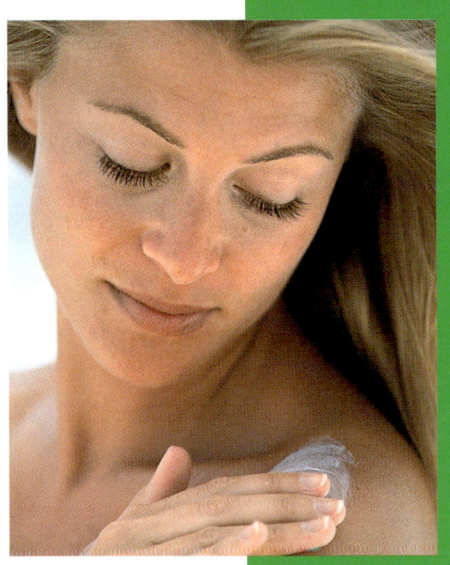

Wissenswertes über die 12 Schüßler-Salze und die daraus hergestellten Salben erläutere ich Ihnen in diesem Kapitel.
Außerdem erkläre ich Ihnen, was Sie bei der Selbstbehandlung mit Salzen und Salben beachten sollten.
Je sorgsamer Sie meinen Anleitungen folgen, desto größer wird Ihr Behandlungserfolg mit der Schüßler-Biochemie sein.

Selbstbehandlung – Möglichkeiten und Grenzen

Die Domäne von Naturheilverfahren wie Homöopathie, Bach-Blüten-Therapie oder eben der Biochemie nach Schüßler sind die chronischen Krankheiten. Aber auch Befindlichkeitsstörungen und leichtere akute Beschwerden lassen sich gut damit behandeln. Lebensbedrohliche Störungen hingegen wie Herzinfarkt, Schlaganfall, Krampfanfälle (wie die Epilepsie) oder Verletzungen durch Unfälle gehören zunächst einmal in die notfall- und intensivmedizinische Betreuung! Es hier mit Schüßler-Salzen zu versuchen, kann zu einem Zeitverlust mit lebensgefährlichen Folgen führen.
Ist eine Krankheit vom Arzt diagnostiziert und wird von ihm behandelt, können Schüßler-Salze unterstützend zu den verordneten Medikamenten eingenommen werden. Die Salze helfen, Heilprozesse anzuregen, den Organismus zu regenerieren und zu stabilisieren. Wenn Sie unsicher sind, fragen Sie einen Therapeuten um Rat, der mit der Schüßler Biochemie arbeitet.

■ **Zum Arzt**

• *bei Herzinfarkt, Schlaganfall, Krampfanfällen (wie Epilepsie) und Verletzungen durch Unfälle*

Hilfen bei der Mittelwahl

Voraussetzung für eine erfolgreiche Behandlung ist die richtige Mittelwahl. Ein falsch eingesetztes Schüßler-Salz schadet zwar nicht, hilft aber natürlich nicht.

Die Signaturen-Diagnostik
Zur Überprüfung eines ausgewählten Mittels leistet die Signaturen-Diagnostik, auch Antlitz-Diagnostik genannt, gute Dienste. In den Jahrzehnten seiner praktischen Tätigkeit entdeckte Schüßler einen überraschenden Zusammenhang: Immer wenn für die Behandlung ein bestimmtes Salz nötig war, beobachtete er im Gesicht der Betroffenen typische Farb- und Glanzveränderungen. Jeder Salzmangel also hinterläßt charakteristische Mangelzeichen. Zwei Beispiele:
• Bei Mangel an Magnesium phosphoricum im Körper treten an den Wangen münzgroße Rötungen auf.
• Bei Mangel an Ferrum phosphoricum entsteht in den Augenwinkeln eine bläulich-schwarze Verfärbung.

Jeder Salzmangel hinterläßt charakteristische Mangelzeichen

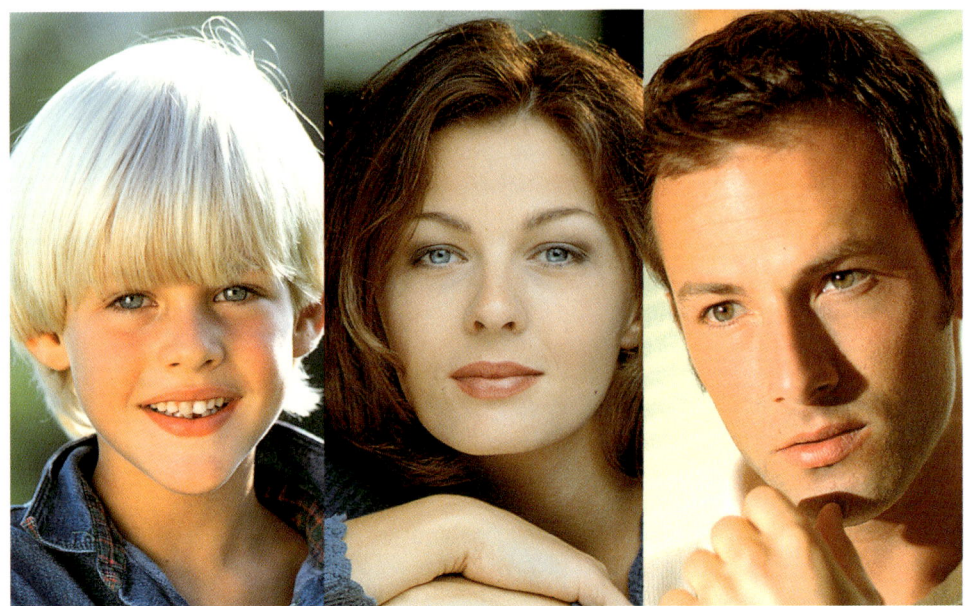

Signaturen-Diagnostik:
Vor allem das Gesicht gibt
Auskunft über Krankheit
und Gesundheit.

Mangelzeichen können nicht nur im Gesicht, sondern auch an Haaren, Händen, Füßen, Fuß- und Fingernägeln auftreten. Deshalb ist die Bezeichnung »Signaturen-Diagnostik« (Signum, lateinisch: Zeichen) treffender als »Antlitz-Diagnostik«.
Die Signaturen-Diagnostik wurde in den vergangenen hundert Jahren von den Anhängern Schüßlers ausgebaut und verfeinert. Besondere Verdienste erwarb sich Dr. h. c. Kurt Hickethier (und wurde dafür in Amerika mit dem Ehrendoktortitel ausgezeichnet): Er führte Studien der Antlitzzeichen durch und ordnete sie systematisch. Auf seiner Systematik beruhen wesentliche Teile der Signaturen-Diagnostik. Der Allgemeinmediziner Dr. Niels Krack unternahm den Versuch, die Ursache für das Auftreten von Signaturen am Körper und im Gesicht wissenschaftlich aufzuklären. Er stellte fest, daß bei einem Salzmangel der Stoff-

Signaturen-Diagnostik – richtig durchführen
• Stellen Sie sicher, daß Ihr Gegenüber kein Make up trägt und sich im hellen Tageslicht befindet.
• Behandeln Sie die auffälligsten Signaturen (Mangelzeichen) zuerst.
• Verlassen Sie sich nicht alleine auf die Signaturen-Diagnostik, sondern achten Sie vorrangig auf die Beschwerden.

wechsel jeder einzelnen Körperzelle gestört ist, wodurch sich vor allem die Eigenspannung der Haut und erst als Folge ihr Erscheinungsbild mit Verfärbungen, Schatten-, Glanz- und Faltenbildungen verändern. Wer die Signaturen zu lesen versteht, blickt gleichsam »hinter die Kulissen« des Körpers. Er weiß sofort, welcher Salzmangel einer Störung zugrunde liegt und hat damit den Hinweis auf das oder die passenden Schüßler-Salze. Der Blick ist nur durch gezieltes »Sehenlernen« im Alltag zu schulen.

Signaturen-Diagnostik: Mit einem Blick erkennen, welches Salz das richtige ist

Modalitäten in der Biochemie

Mit dem Begriff »Modalität« werden in der Homöopathie die Bedingungen bezeichnet, die einen Zustand verschlimmern oder verbessern. Schüßler fand heraus, daß die Ausprägung der Schmerzen und ihre Veränderung in bestimmten Situationen auch die Wahl des Salzes bestimmen. Beispielsweise deuten Schmerzen, die sich nachts verschlimmern, eindeutig auf Calcium phosphoricum.
Auch wenn es nicht für jedes Schüßler-Salz eindeutige Modalitäten gibt, können Ihnen die bekannten wichtige Hinweise liefern für die Mittelwahl.

Akute und chronische Erkrankungen

In der Praxis müssen Sie zwischen chronischen (über Jahre entstandenen) und akuten (plötzlich auftretenden) Symptomen unterscheiden. Die chronischen können Sie für die Suche nach einem Mittel, das sofort helfen soll, zunächst ignorieren, denn Ihre akuten Beschwerden stehen im Vordergrund und müssen zuerst behandelt werden. Für akute Beschwerden (akute Signaturen) sind in erster Linie die Salze Ferrum phosphoricum, Kalium chloratum, Natrium chloratum, Natrium phosphoricum und Magnesium phosphoricum wirkungsvolle Hilfen.
Bei Einnahme des richtigen Salzes verschwinden die akuten Symptome relativ rasch – binnen Minuten oder Stunden. Dann rücken möglicherweise die chronischen Signaturen wieder in den Vordergrund. Da sie aber über einen längeren Zeitraum entstanden sind,

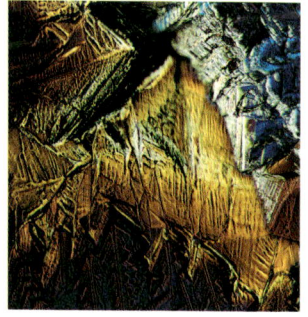

Das Farben- und Formenspiel von Eisenphosphat im Mikroskop

verschwinden sie auch sehr langsam. Hat der krankmachende Einfluß jedoch zu lange bestanden, können diese Signaturen dauerhaft bleiben.

Anwendung und Dosierung der Salze

Für eine biochemische Behandlung sind die mit Milchzucker verriebenen Salze (Seite 7) das Mittel der Wahl. Sie werden als Tabletten angeboten (Apotheke). Dies vereinfacht die Einnahme, vor allem auf Reisen. Durch den Gehalt an Milchzucker schmecken sie schwach süß, weshalb auch Kinder sie gern einnehmen.

> **Wichtig für die Einnahme**
> Kinder und Erwachsene lassen die Tabletten im Mund zergehen, bis sie sich aufgelöst haben. Dabei wird der Wirkstoff von der Mundschleimhaut vollständig aufgenommen.

Bei akuten Krankheiten

Bei plötzlich und heftig entstehenden Krankheiten ist es wichtig, dem Körper sofort und möglichst oft bis zum Verschwinden der Beschwerden einen Heilreiz zu vermitteln. Die häufige Einnahme ist nie lange erforderlich – je nach Fall eine halbe Stunde bis zu einigen Stunden. Dann ist die Erkrankung überstanden, und der Körper geht gestärkt aus der Krise hervor, weil die natürlichen Abwehrmechanismen unterstützt und die Selbstheilungsvorgänge angeregt wurden. Wenn eine hoch dosierte und häufige Einnahme erforderlich ist, erfahren Sie dies beim Beschwerdebild (Seite 54 bis 88).
• Nehmen Sie bei akuten Erkrankungen jeweils 1 Tablette alle paar Minuten, viertel- oder halbstündlich, je nachdem, wie heftig die Beschwerden sind.

Bei chronischen Erkrankungen

Bei Krankheiten, die schon längere Zeit bestehen, nehmen Sie die Salze zur Unterstützung der ärztlichen Behandlung. Hier gelten folgende Dosierungen:

Für Säuglinge die Tabletten auflösen und den Brei auf die Lippen geben

• Säuglinge: je nach Heftigkeit der Beschwerden 1- bis 2mal täglich 1 Tablette (mit etwas Wasser zu einem Brei aufgelöst auf die Lippen geben) bis zur Besserung;
• Kinder zwischen 2 und 8 Jahren: 2- bis 3mal täglich 1 Tablette bis zur Besserung;

- Kinder von 9 bis 13 Jahren: 3mal täglich 1 Tablette bis zur Besserung;
- Jugendliche und Erwachsene: 3mal täglich 2 Tabletten bis zur Besserung.

Sonderfall: Magnesium phosphoricum
Bei dem Salz Nr. 7, dem Schmerz- und Krampfmittel Schüßlers, hat sich – vor allem bei akuten Beschwerden – eine andere Anwendungsweise bewährt, die schneller und intensiver wirkt: die »Heiße Sieben« (Kasten).
Wichtig ist, daß Sie die Lösung nicht mit einem Metall-Löffel umrühren, da sich sonst die elektrostatische Bindung zwischen den metallischen und den nichtmetallischen Elementen des Salzes – und damit auch die Wirksamkeit des Mittels verändert. Selbstverständlich spricht nichts dagegen, auch andere Salze gemäß der »Heißen Sieben« einzunehmen. In Indien beispielsweise, wo die Lehre Schüßlers weit verbreitet ist, wird nur auf diese Weise verfahren.

> **Die »Heiße Sieben«**
> Zehn Tabletten in eine Kaffeetasse geben und mit kochendem Wasser aufgießen. Die Tabletten unter Rühren mit einem Holz- oder Plastiklöffel vollständig auflösen. Die so hergestellte Lösung so warm wie möglich langsam und schluckweise trinken. Um die Aufnahme (Resorption) durch die Mundschleimhäute zu verbessern, jeden Schluck einige Sekunden im Mund behalten.

Die Behandlung von Entzündungen

Sie erkennen eine Entzündung an ihren typischen Merkmalen: Rötung, Wärme, Schwellung und Schmerz des erkrankten Bereichs. Die Behandlung von Entzündungen folgt den drei (biochemischen) Stadien beim entzündlichen Geschehen und geht deshalb in drei Schritten vor sich, wobei jedem ein eigenes Heilsalz zugeordnet ist:

Merkmale einer Entzündung: Rötung, Schwellung, Wärme und Schmerz

Erstes Stadium: Ferrum phosphoricum D12 (Nr. 3)
Die Beschwerden sind noch allgemeiner Natur und lassen lediglich erkennen, daß eine Krankheit sich entwickelt. In diesem Stadium können nur Allgemeinsymptome (bei Erkältung beispielsweise Kältegefühl,

Gliederschmerz, leichte Reizung und Rötung des Rachens) vorhanden sein. Bei einer heftigen Entzündung gehen das erste und das zweite Stadium fließend ineinander über, alle Entzündungszeichen treten fast gleichzeitig auf.
• Sofort mit der Einnahme von Ferrum phosphoricum beginnen, alle paar Minuten bis viertelstündlich 1 Tablette im Mund zergehen lassen.

Zweites Stadium: Kalium chloratum D6 (Nr. 4)
Die Beschwerden haben sich festgesetzt und zeigen nun deutliche Symptome (Rötung, Wärme, Schwellung und Schmerz) im erkrankten Bereich.
• 6- bis 10mal täglich (je nach Heftigkeit der Beschwerden) 2 Tabletten im Mund zergehen lassen. Bei fließendem Übergang vom ersten zum zweiten Stadium die Salze Ferrum phosphoricum und Kalium chloratum im Wechsel einnehmen: viertel- bis halbstündlich 1 Tablette im Mund zergehen lassen, bei Säuglingen genügt halbstündlich bis stündlich $^1/_2$ Tablette.

Drittes Stadium: Kalium sulfuricum D6 (Nr. 6)
Dieses Stadium erkennen Sie daran, daß der Heilprozeß stockt, nachdem sich die Beschwerden zunächst gebessert hatten. Es tritt allerdings selten auf, weil die Entzündung meist abgeklungen ist, wenn die Salze Nr. 3 und Nr. 4 rechtzeitig eingenommen wurden.
• 3mal täglich 2 Tabletten im Mund zergehen lassen, Kinder 3mal täglich 1 Tablette bis zur Abheilung.

Beispiel Schnupfen (Rhinitis)
Die Nasenschleimhäute sind infolge eines Reizes (zum Beispiel Allergen, Staub) oder einer Infektion (Viren) mit Rötung und Schwellung entzündet.

TIP
Der Übergang vom ersten zum zweiten Stadium kann fließend sein. Falls Sie unsicher sind, welches Salz das passende ist, nehmen Sie die Salze Nr. 3 und Nr. 4 im Wechsel ein.

Auch Schnupfen wird nach dem Entzündungs-Schema behandelt.

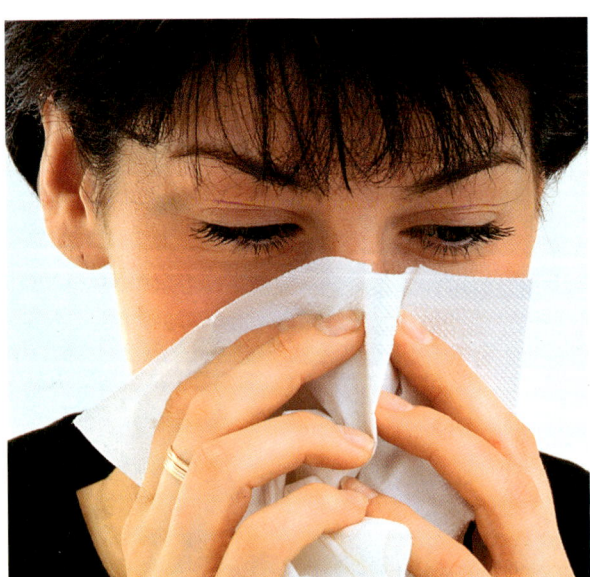

- *Erstes Stadium.* Kribbeln in der Nase, Niesreiz, Fließschnupfen: Ferrum phosphoricum D12 (Nr. 3).
- *Zweites Stadium.* Stockschnupfen, die Nasenmuscheln sind angeschwollen, die Nasenatmung ist erschwert: Kalium chloratum D6 (Nr. 4).
- *Drittes Stadium.* Der Schnupfen ist fast ausgeheilt, die Nase aber noch leicht verstopft und beim Schneuzen tritt dicker gelber Schleim aus: Kalium sulfuricum D6 (Nr. 6).

Die drei Mittel zur Behandlung von Schnupfen

Beispiel Hautverletzungen
Jede Hautverletzung (Schnitt- und Schürfwunde) oder eine Verbrennung ersten Grades wird wie eine Entzündung behandelt, da die Abläufe bei Wundheilung und Entzündung ähnlich sind.
- *Erstes Stadium.* Die Verletzung ist frisch: Ferrum phosphoricum D12 (Salbe Nr. 3).
- *Zweites Stadium.* Die Wundgranulation (Verschorfung) hat eingesetzt: Kalium chloratum D6 (Salbe Nr. 4).
- *Drittes Stadium.* In manchen Fällen verläuft die Wundheilung nur zögernd: Kalium sulfuricum D6 (Salbe Nr. 6).

Anwendung und Dosierung der Salben

Prinzipiell gilt für die Anwendung der Salben die gleiche Vorgehensweise wie für die Salze. Wenn Sie Salben jedoch bei Hautverletzungen (auch Verbrennungen ersten Grades) einsetzen, gehen Sie nach den Stadien der Schüßlerschen Entzündungslehre vor (Seite 19). Bei äußeren Erkrankungen (frische Wunden oder Gelenkbeschwerden) unterstützen Salben wirkungsvoll die innerliche Behandlung mit Salzen. Bei Kindern genügt meist das Auftragen der Salbe alleine. Mütter praktizieren dies häufig mit Erfolg bei Blähungen von Säuglingen (mit Salbe Nr. 7).
Falls Sie bei akuten Beschwerden die Salben nicht zur Hand haben, können Sie auch fünf bis zehn Tabletten in abgekochtem Wasser zu einem Brei auflösen, den Sie mehrmals täglich auf die Haut streichen. Eine weitere Möglichkeit sind Umschläge (zum Beispiel nach

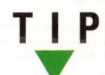

Die Behandlung mit Salben bei Hautausschlägen wie Ekzemen und Neurodermitis stets auf ein Mindestmaß beschränken, da sonst die Haut schnell austrocknet und immer häufiger eingecremt werden muß. In diesen Fällen die Salze einnehmen.

Insektenstichen). Diese Anwendungen zeigen eine der Einnahme von Salzen vergleichbare Heilwirkung.
Bei der Anwendung einer Salbe gibt es mehrere Möglichkeiten:
• Allgemein gebräuchlich und bei Hauterkrankungen ausreichend: Salbe 1- bis 2mal dünn auf die erkrankte Stelle auftragen.
• Bei schweren Entzündungen, Quetschungen, Gelenkerkrankungen, bei Sehnenscheidenentzündung oder Nervenschmerzen: über Nacht einen Salbenumschlag anlegen.
• Bei Blähungskoliken von Säuglingen und Kleinkindern: feucht-warmes Tuch für einige Minuten auf den Bauch legen, damit sich die Poren der Haut öffnen und die Wärme entkrampfend einwirken kann, wodurch der Salbenwirkstoff schneller in die Haut eindringt; dann Salbe einmassieren.

> **Salbenumschlag**
> Die Salbe 1 bis 2 Millimeter dick auf eine Kompresse streichen. Die Kompresse auflegen und mit Mullbinde, Klebeband, Klettverschlüssen oder Verbandklammern fixieren.

Fuß- und Handbäder

> **Nicht anwenden bei**
>
> • *Venenerkrankungen wie Krampfadern, Venenentzündung*
> • *Nierenerkrankungen mit angeschwollenen Knöcheln (Knöchelödeme)*

Das ansteigende Fußbad regt die Durchblutung im ganzen Körper an. Es erweitert die kleinen Blutgefäße, die Kapillaren, was den Stoffwechsel (Aufnahme von Nährstoffen, Abgabe von Abbauprodukten) in jeder einzelnen Zelle unseres Körpers aktiviert. Dieser Effekt unterstützt die Schüßler-Therapie in idealer Weise.
Am einfachsten ist es, wenn Sie eine Fußbadewanne benutzen (Bezugsadresse Seite 92).
Wer Fußbäder nicht anwenden kann, erreicht mit Handbädern einen ähnlichen, wenn auch abgeschwächten Effekt.
• Wählen Sie Ihr Salz nach Ihrem Krankheitsbild aus. Lösen Sie davon 20 Tabletten (Kinder brauchen nur 10 Tabletten) in einer Tasse mit heißem Wasser auf (Konzentrat).
• Füllen Sie die Fußbadewanne bis über den Knöchel mit 33 bis 35 °C warmem Wasser (Anfangstemperatur), geben Sie das Konzentrat zu.

- Während der 20minütigen Badedauer wird die Wassertemperatur minütlich um 0,5 °C bis auf 45 °C erhöht. Wichtig ist, daß die Temperatur möglichst gleichmäßig ansteigt: Dazu eine Tasse Badewasser aus der Fußwanne entnehmen und eine Tasse heißes Wasser hinzugießen. So bleibt der Wasserstand gleich. Wenn Ihnen das Wasser zu heiß wird, verkürzen Sie die Badedauer und beenden das Bad bei 40 °C.
- Nach dem Bad die Füße abfrottieren und als Hautschutz die Salbe Nr. 11 (Silicea) auftragen.
- Eine halbe Stunde nachruhen.

Ansteigende Bäder sollten Sie kurmäßig über einen bestimmten Zeitraum anwenden, etwa von Montag bis Freitag (Samstag und Sonntag Pause). Haben sich die Beschwerden nicht deutlich gebessert, können Sie die Serie nach den Pausetagen noch einmal durchführen.

> **Hier hilft das ansteigende Fußbad**
> Rheumatische Erkrankungen (wie Arthrose), Erkältungskrankheiten (wie Bronchitis, Mandelentzündung, Schnupfen, Blasenkatarrh, Asthma, Migräne), Durchblutungsstörungen (wie kalte Hände, kalte Füße), Magen-Darmerkrankungen, Unsicherheit, Vergeßlichkeit, Schwindel, Schlafstörungen, Altersbeschwerden.

Kompressen und Wickel

Kompressen (Auflagen) und Wickel (Umschläge) sind im Laufe der Zeit immer mehr verdrängt worden von den Salben, deren Anwendung praktischer ist. Deshalb werden sie heute meist nur noch eingesetzt, wenn Salben nicht zur Hand sind. Der therapeutische Effekt ist der gleiche. Grundsätzlich können Kompressen und Wickel sowohl mit aufgelösten Tabletten als auch mit Salben durchgeführt werden.

Gleichermaßen geeignet: Salben und Tabletten

Zubereitung mit Tabletten
- Wählen Sie Ihr Salz, lösen Sie je nach Größe der Kompresse oder des Wickels 5 bis 15 Tabletten in kochendem Wasser auf (kleine Schüssel).
- Ein trockenes Leinentuch in der Flüssigkeit gut tränken und auswringen, bis es nicht mehr tropft (Temperatur prüfen!).

> **Einsatz von Kompresse und Wickel**
> Bindehautentzündung (Kompresse auf die geschlossenen Augen), Brustdrüsenentzündung, Gelenk- und Knochenerkrankungen, Halsentzündung, Windeldermatitis, Prellungen, Quetschungen, Verstauchung, Lebererkrankungen, Magen- und Darmkrämpfe, Warzen.

- Bei der Kompresse das Leinentuch – bevor Sie es tränken – zwei- bis sechsfach falten, auswringen, feucht auf die erkrankte Körperstelle legen und mit einem trockenen Baumwolltuch fixieren. Die Kompresse bleibt so lange liegen, bis sie Körpertemperatur erreicht hat. Gegebenenfalls erneuern.
- Beim Wickel den erkrankten Körperteil mit dem getränkten Leinentuch umhüllen, darüber ein luftdurchlässiges, überlappendes Baumwolltuch legen, beide Tücher mit einem weiteren Tuch aus Wolle (kleiner als das Zwischentuch) fixieren. Der Wickel bleibt so lange liegen, bis er Körpertemperatur erreicht hat.

Zubereitung mit Salbe
- Tränken Sie das Leinentuch für Kompresse oder Wickel in heißem Wasser (so warm wie erträglich).
- Bevor Sie Kompresse oder Wickel befestigen, legen Sie das feuchtwarme Tuch auf die betroffene Körperstelle, um die Hautporen zu öffnen (verbessert die Wirkstoffaufnahme).
- Nach einigen Minuten das feuchte Tuch wegnehmen und die ausgewählte Salbe in die Haut einmassieren.
- Darüber ein trockenes Tuch legen und befestigen.

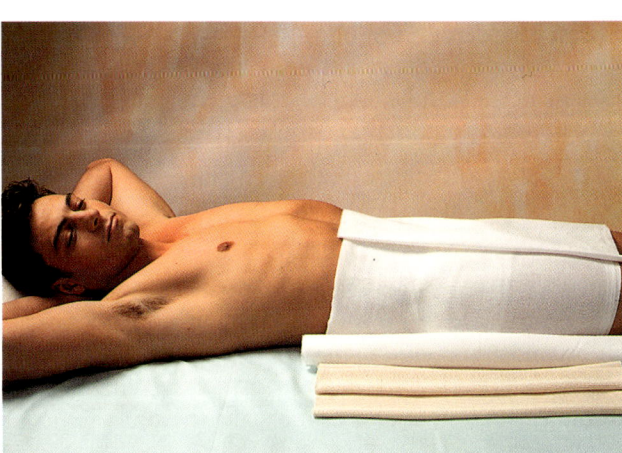

Heiße Wickel bestehen aus drei Lagen von Tüchern; sie bleiben angelegt bis zum Erreichen der Körpertemperatur.

Dauer der Behandlung

Die Dauer der Behandlung ist stets abhängig vom Krankheitsbild. Bei akuten Beschwerden ist die Behandlung mit Tabletten oder Salben bei völliger Besserung des Zustandes beendet. Bei chronischen Krankheiten gilt prinzipiell dasselbe, allerdings kann hier oft eine längere Einnahme-/Anwendungszeit von Wochen bis Monaten angezeigt sein. Genaueres erfahren Sie beim jeweiligen Beschwerdebild (Seite 54 bis 88).

Einnahme bis zur völligen Besserung

Das ist bei der Behandlung zu beachten

Für den Erfolg einer Behandlung mit Schüßler-Salzen sind drei Dinge ausschlaggebend: das richtig ausgewählte Salz, die angepaßte Dosierung und die regelmäßige Einnahme oder Anwendung.

Habe ich das richtige Mittel?
- Hat sich bei akuten Erkrankungen innerhalb von ein bis drei Tagen der Zustand nicht gebessert, müssen Sie das ausgewählte Mittel überprüfen und gegebenenfalls ein neues Mittel wählen.
- Verlieren Sie bei lange bestehenden Krankheiten nicht die Geduld; es kann unter Umständen Monate dauern, bis die Salze ansprechen.
- Manche Salze entfalten ihre Wirkung schneller als andere. Langsam wirken die drei Kalziumsalze (Calcium fluoratum, Calcium phosphoricum und Calcium sulfuricum). Sie werden selten in akuten Fällen eingesetzt, weil ihr Schwerpunkt bei der Behandlung chronischer Krankheiten liegt.

Eine vitalstoffreiche Kost unterstützt die Behandlung mit Schüßler-Salzen (Seite 26).

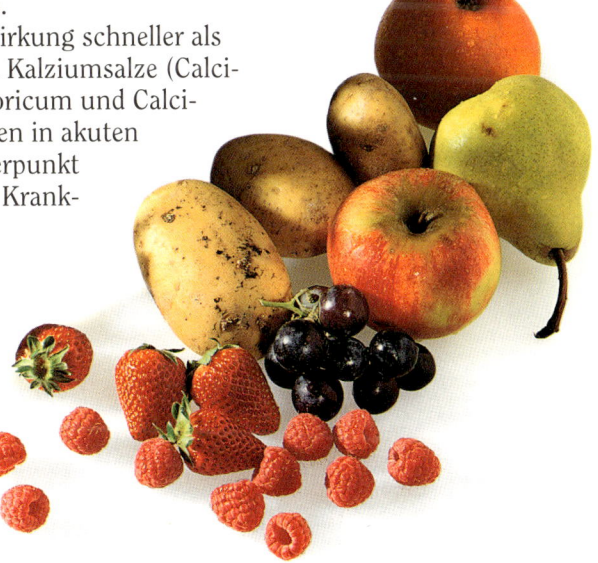

Gibt es unliebsame Nebenwirkungen?
Wenn Sie meine Dosierungsempfehlungen einhalten, treten weder bei Säuglingen und Kleinkindern noch bei Erwachsenen unerwünschte Reaktionen auf.

Beachten Sie aber bitte:
- Bei Überdosierung – hundert und mehr Tabletten an einem Tag – kann sich eine abführende Wirkung einstellen.
- Bei mehrmaligem Trinken der »Heißen Sieben« (Seite 19) innerhalb einer Stunde können bei magenempfindlichen Menschen Symptome wie Magenbrennen, Magendruck oder Sodbrennen auftreten. Bei bekannter Überempfindlichkeit sollte auf die »Heiße Sieben« verzichtet werden.

Bei Überempfindlichkeit auf die »Heiße Sieben« verzichten

Was tun bei Zuckerkrankheit und bei Unverträglichkeit von Milchzucker?

- Für den Diabetiker folgende Angaben: Eine Tablette (250 Milligramm) enthält 0,021 Broteinheiten; 48 Tabletten enthalten eine Broteinheit; eine Broteinheit entspricht zwölf Gramm Kohlenhydraten. Die Praxis zeigt jedoch, daß nur selten Tablettenmengen gebraucht werden, die umgerechnet werden müssen.
- Wenn Sie Milchzucker nicht vertragen, kann bei Einnahme großer Mengen – zum Beispiel des gesamten Packungsinhaltes auf einmal – Durchfall auftreten. Sie können auf homöopathische Globuli (Streukügelchen) gleicher Potenz ausweichen, die auf Rohrzuckerbasis hergestellt werden. Zehn Globuli entsprechen in etwa einer Tablette.

Auf Globuli aus Rohrzucker ausweichen

Schüßler-Salze und andere Medikamente?

Gegen die gleichzeitige Einnahme von Schüßler-Salzen und anderen von Arzt oder Heilpraktiker verordneten Medikamenten spricht nichts; Sie sollten Ihren Therapeuten über die Einnahme informieren. Auch die gleichzeitige Anwendung anderer Heilverfahren beeinträchtigt die Wirkung der biochemischen Behandlung nicht.

Welche Kost unterstützt die Behandlung?

Eine ausgewogene und vitalstoffreiche Vollwertkost (Bücher, Seite 92) ist die beste Voraussetzung dafür, daß sich die Wirkung der Salze voll entfaltet. Sie können zusätzlich darauf achten, daß Sie – entsprechend Ihren Beschwerden und dem dafür geeigneten Salz – Lebensmittel verwenden, die besonders viel von diesem Mineralstoff enthalten. Die Tabelle (Seite 90) hilft Ihnen dabei.

So finden Sie Ihren Therapeuten

Am einfachsten: Fragen Sie Ihren Arzt oder Ihren Heilpraktiker nach einem biochemisch arbeitenden Therapeuten. In der Mehrzahl sind es Heilpraktiker, die nach Schüßlers Lehre behandeln und auch die Signaturen-Diagnostik praktizieren. Viele von ihnen sind Mitglied im Arbeitskreis für praktische Biochemie (Adressen, Seite 91), der regelmäßig zu Fortbildungen einlädt. Darüber hinaus gibt es verschiedene Adressenverzeichnisse von Heilpraktikern mit Angabe der von ihnen praktizierten Therapien (Adressen, Seite 91). Auch der Biochemische Bund Deutschlands e.V., die Dachorganisation der Biochemischen Vereine, kann darüber Auskunft geben (Adressen, Seite 91). Sie können sich auch direkt an einen Biochemischen Gesundheitsverein wenden (Adressen, Seite 91), seine Mitglieder haben meist Kontakte zu biochemisch arbeitenden Therapeuten. Außerdem bieten die Vereine Vorträge und Seminare an, in denen Sie Ihr Wissen über das Schüßlersche Heilverfahren erweitern können.

Adressen finden Sie im Anhang

Die zwölf Heilsalze und ihre Salben

In den Beschreibungen der Salze habe ich Ihnen sowohl die Funktion des natürlicherweise im Körper vorhandenen Mineralsalzes erläutert, als auch das Mittel mit seinen Wirkungen. Beide Begriffe sind in den Überschriften genannt: Der Mittelname und (in Klammern) die Bezeichnung des körpereigenen Salzes. Sie erhalten die Schüßler-Salze in jeder Apotheke unter Angabe des Mittelnamens, der Potenz und der Nummer. Korrekt ausgedrückt bestellen Sie zum Beispiel: »Calcium fluoratum D12, Biochemie Nr. 1« und bei den Salben beispielsweise: »Calcium fluoratum D6-Salbe, Biochemische Salbe«.
Halten Sie sich beim Kauf – wie von mir empfohlen – an die Vorgaben nach Dr. Schüßler. Er hat in vielen

Schüßler-Salze bekommen Sie in jeder Apotheke

Untersuchungen bei der Mehrzahl der Fälle die sechste Dezimalpotenz (D6) als Regelpotenz (die am besten geeignete) verordnet. Nur die Salze Calcium fluoratum (Nr. 1), Ferrum phosphoricum (Nr. 3) und Silicea (Nr. 11) werden in der zwölften Dezimalpotenz (D12) eingesetzt.

Die Salze gibt es als Tabletten in Packungsgrößen zu 80, 150 und 1000 Stück. Bei den Salben (Tuben zu 50 Gramm) werden als Salbengrundstoffe Wollwachs oder Vaseline verwendet. Der Grundstoff spielt jedoch für die Wirksamkeit keine Rolle. In vielen Fällen, hauptsächlich bei der Behandlung von Säuglingen und bei Hauterkrankungen, wird alleine mit den Salben gearbeitet. Ich habe Ihnen dies bei der Beschreibung der Salbenwirkung angegeben mit: »Die Salbe hilft«. Wenn – wie meist – die Salben zur Unterstützung einer Behandlung mit den Tabletten eingesetzt werden, habe ich dies mit »Unterstützt das Salz« vermerkt.

Nr. 1: Calcium fluoratum D12 (Kalziumfluorid)

Kalziumfluorid braucht der Körper für den Aufbau von Knochen, Sehnen, Bändern, Zähnen und Nägeln, wo es für Festigkeit und Härte sorgt. Deshalb schützt es auch vor Karies.

Calcium fluoratum wird oft als Weich- und Hartmacher bezeichnet, weil es verhärtetes Gewebe (zum Beispiel Narbengewebe) erweichen und erschlafftes Gewebe (zum Beispiel Krampfadern) festigen kann. Dieses Salz reguliert also die Spannungsverhältnisse von Geweben, bis der Normalzustand wieder hergestellt ist. Es glättet Hautfalten und Narben, macht Knochen, Sehnen, Bänder, Fuß- und Fingernägel wieder stabil und schützt vor Karies. Schüßler schreibt, daß dieses Salz auch immer dann hilft, wenn zuviel Hornstoff (etwa bei übermäßiger Hornhautbildung) aus dem Gewebe austritt.

Hier hilft Calcium fluoratum
- Bei Falten, Schwangerschaftsstreifen, Hämorrhoiden, Besenreiser-Venen und Krampfadern; Karies, aufweichendem Zahnschmelz; Organsenkungen; unschön gewachsenen Finger- und Fußnägeln, Pilzbefall der Nägel; übermäßiger Hornhaut; Schuppenflechte; verhärteten Aknepusteln, harten Warzen, unschönen Narben; Hautrissen, -schrunden und Mundwinkeleinrissen (Rhagaden); Hammerzehe, Überbein.
- Unterstützend bei Knochenerweichung (Osteomalazie) und Knochenschwund (Osteoporose).

Calcium fluoratum-Salbe
- Sie hilft: bei Analekzemen; Überbein; Verhärtung der Brustdrüsen nach einer Entzündung; Wachstumsstörungen von Finger- und Fußnägeln, Nagelmykosen (Nagelpilze); übermäßiger Hornhautbildung; harten Warzen; Hautrissen und Schrunden, Falten, Schwangerschaftsstreifen; Hautpilz; glättet und erweicht Narbengewebe.
- Unterstützt das Salz: bei Schuppenflechte und Besenreiser-Venen.

Die Salbe für viele Hautprobleme

CALC-FLUOR

Modalitäten
Von Schüßler keine überliefert.

Signaturen-Diagnostik
- Allgemein: Hängebauch, schlaffe Bauchdecke, erhärtete Warzen, Nagelpilze, unschön gewachsene Finger- und Fußnägel, Besenreiser-Venen, erweiterte Venen (Krampfadern), Hornhaut, kariöse Zähne, Knochenauswüchse (Überbein), Neigung zu Senk- und Plattfüßen.

crow's feet
translucent teeth
brownish-black circle under eye.

- Antlitz: Quer- und Längsfältchen (sehen aus wie Würfel, deshalb auch Würfelfalten genannt) am inneren Augenwinkel auf bläulich-rotem Grund; Fächerfalten an den Augenlidern; die Gesichtshaut ist hart und gefestigt (wie gegerbt durch Wind- und Wettereinflüsse).
- Zunge: rissig.

Farbenspiele von Kalziumphosphat im Mikroskop

CALC-PHOS

Nr. 2: Calcium phosphoricum D6 (Kalziumphosphat)
Kalziumphosphat ist im Körper notwendig für den Knochenaufbau (Mineralisation) beim Wachstum und nach Brüchen, damit die Bruchenden schneller zusammenwachsen. Es ist beteiligt am Aufbau der Zähne und macht die Außenhaut (Zellmembran) jeder Zelle für den

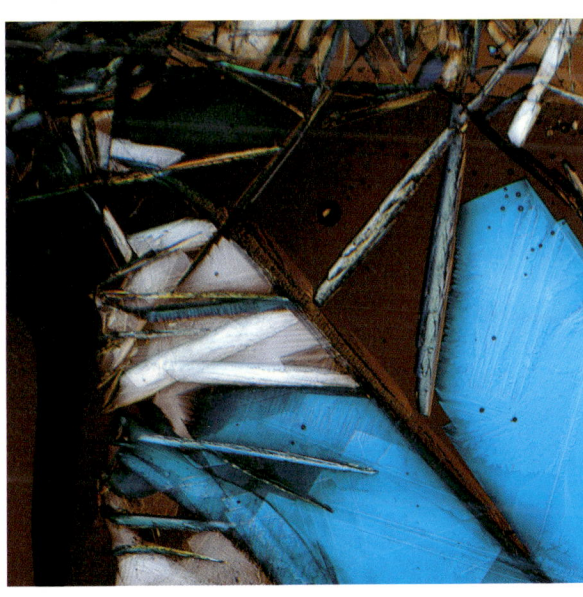

> **Hier hilft Calcium phosphoricum**
> • Nach Knochenbrüchen; bei Wachstumsschmerzen sowie verzögerter und schlechter Knochenbildung von Kindern und Jugendlichen; bei körperlicher Schwäche (etwa nach schweren Krankheiten, bei Kindern auch ohne Erkrankung); bei erschwerter Zahnbildung, Schmerzen und Krämpfen beim Zahnungsprozeß der Säuglinge; bei Muskelkrämpfen, Kribbeln und Taubheitsgefühl in Armen und Beinen, Nervosität, Neigung zum Nasenbluten, Hautjucken im Alter.
> • Unterstützend bei Osteoporose (Knochenschwund).

Stoffaustausch durchlässiger. Auch bei der Blutgerinnung wirkt es mit und kann eine erhöhte Blutungsneigung (etwa bei häufigem Nasenbluten) verringern.
Dieser Mineralstoff ist bedeutsam für die Muskelbewegung und die Neubildung von Zellen. Allgemein wirkt er auf Körper und Nerven kräftigend. Diese Eigenschaften decken sich mit den Wirkeigenschaften des Schüßler-Salzes Calcium phosphoricum.

Calcium phosphoricum-Salbe
• Sie hilft: bei Schmerzen während des Wachstums (vor allem von Ober- und Unterschenkeln) bei Kindern und Jugendlichen; Hautjucken im Alter; nicht verhärteten Hautnarben; Ekzemen (Hautausschlägen) mit weißlich-gelben Krusten; Bläschenausschlag mit wasserhellem Inhalt.
• Unterstützt das Salz: bei Rückenschmerzen (vorwiegend bei Kindern) und Knochenbrüchen.

Modalitäten
• Verschlimmerung: Schmerzen verschlimmern sich nachts oder in Ruhe.
• Besserung: keine Modalität bekannt.

Signaturen-Diagnostik
• Bei Kindern und Jugendlichen: magere und schlecht ernährte Kinder, schlanker und zartgliedriger Körperbau, auch Hochwuchs.
• Bei Kindern und Erwachsenen: ständig erschöpfter Eindruck, Neigung zu Verkrümmungen der Wirbelsäule und der Beine, erkennbare Haltungsschäden, Neigung zu kariösen Zähnen, schwach entwickelte Muskulatur (muß sich stützen infolge von Schwäche).
• Antlitz: »Wachsgesicht« wie Wachspuppe: glänzend, käsig, blaß, wachsgelbe Ohren.

Die Augen fallen durch helle Umrandung auf (bezeichnet als Augenbrille).
• Zunge: manchmal pelzig, dick weiß belegt.

Nr. 3: Ferrum phosphoricum D12 (Eisenphosphat)

Eisen hilft dem Körper, Sauerstoff ins Blut aufzunehmen, da es die Bindung der Sauerstoffmoleküle an die roten Blutkörperchen ermöglicht. Je mehr Sauerstoff in die Zellen gelangt, desto mehr Nährstoffe können verbrannt werden, so daß auch mehr Energie freigesetzt wird (Gedächtnis und Konzentration verbessern sich oder kalte Füße werden wieder warm). Eisenphosphat ist an der Energiegewinnung in den Zellen beteiligt und verhilft bestimmten Eiweißen (Myoglobin) im Muskel, Sauerstoff aufzunehmen und bei Bedarf wieder abzugeben. Ferrum phosphoricum beeinflußt die Spannung (den Tonus) von Blutgefäßen und damit die Durchblutung. Das Salz hilft dem Körper, das Eisen aus der Nahrung besser aufzunehmen und es im Organismus dorthin zu bringen, wo es benötigt wird (zum Beispiel bei einer Erkältung in der Milz, wo Freßzellen, Phagozyten, gebildet werden, die eingedrungene Krankheitserreger zerstören). Auch die Ausscheidung von Giftstoffen (Toxinen) fördert dieses Salz.

Ferrum phosphoricum, das Mittel bei Abwehrschwäche

Ferrum phosphoricum-Salbe
• Sie hilft: bei Wunden, Schürf- und Schnittverletzungen; Quetschungen und Verstauchungen; harmlosen Insektenstichen.
• Unterstützt das Salz: bei Sonnenbrand, Verbrennung ersten Grades (leichte Verbrennung ohne Blasenbildung); entzündlichen Hautausschlägen mit Fieber; Sehnenscheidenentzündung im Anfangsstadium. Die Salbe ist das erste Mittel bei Knochenbrüchen, da sie bei Verletzungen der Weichteile hilft, dann folgt Salbe Nr. 2 (Calcium phosphoricum).

Hier hilft Ferrum phosphoricum
• Bei Störungen im Eisenstoffwechsel; Abwehrschwäche (wenn Sie häufig erkältet sind); leichten Verletzungen (äußerlich und innerlich); Verbrennungen ersten Grades (zum Beispiel Sonnenbrand); Konzentrationsstörungen und Gedächtnisschwäche; Durchblutungsstörungen mit kalten Händen und kalten Füßen; Muskelkater; Wachstumsstörungen von Haut, Haaren und Nägeln; Schnupfen; Husten; beginnender Mandelentzündung (auch mit leichtem Fieber).
• Unterstützend bei Durchfall und Magenschleimhautentzündung.

Handschriftliche Notizen am linken Rand:
FERR-PHOS
flushed face
bluish-black circles under eyes
Pale nose, earlobes, lips

KALI-MUR

Modalitäten
• Verschlimmerung: Schmerzen verschlimmern sich bei Bewegung; Zahnschmerzen beim Genuß warmer Speisen.
• Besserung: Schmerzen (auch Zahnschmerzen) bessern sich durch Kälte.

Signaturen-Diagnostik
• Allgemein: Erweiterte und prall gefüllte Beinvenen (Besenreiser-Venen, Krampfadern). Bei starkem Eisenmangel: Haut wirkt welk, Haare struppig, Längs- und Querrillen der Fingernägel; Neigung zum Schwitzen.
• Antlitz: Gesichtsröte bei beginnender oder bevorstehender Erkältung (ähnlich einer Fieberröte, aber ohne Temperatur), vor allem betroffen: Ohren, Wangen, Stirn; wirkt »hohläugig« mit bläulich-schwarzer Verfärbung am inneren Augenwinkel (oft Frühzeichen bei Erkältungen); Augenlider zeigen dunkle Schatten.
• Zunge: Rein, spiegelglatt; manchmal leicht rötlich; bei Fieber trocken.

Randnotiz: Rotes Gesicht, kein Fieber: Frühzeichen für Erkältungen

Nr. 4: Kalium chloratum D6 (Kaliumchlorid)
Kaliumchlorid reguliert im Körper die Ausscheidung von Wasser, sorgt für das Funktionieren von Muskeln und Nerven, unterstützt und beeinflußt den Zucker- und den Eiweißstoffwechsel. Es wirkt steuernd auf Herzrhythmus, Magen- und Darmtätigkeit.
Kalium chloratum ist das Mittel der Wahl bei Verletzungen sowie bei Entzündungen von Haut und Schleimhäuten, wenn die Wundheilung bereits eingesetzt hat. Das Mittel löst auf den Schleimhäuten die weißlichen Ablagerungen, die sich bei Infektionskrankheiten an der Mund- und Rachenschleimhaut bilden können. Überdies reguliert es den Kalium-Haushalt im Körper.

Randnotiz: Das Heilmittel für die Schleimhäute

Kalium chloratum-Salbe
• Sie hilft: bei Hühneraugen, Warzen an den Händen, »wildem Fleisch« (entartetem Narbengewebe bei der Wundheilung).
• Unterstützt das Salz: bei Sehnenscheidenentzündung (wenn bereits chronisch und Ferrum phosphoricum-Salbe versagt); Entzündungen der Gelenke und

Schleimbeutel; Verbrennungen (Folgemittel nach Ferrum phosphoricum-Salbe, falls Schwellung der Wunde bleibt); Wunden mit weißlich-grauer Verfärbung der Wundfläche; Hautauschlägen mit weißem, mehlartigem Belag; Bläschenausschlägen mit dick- und zähflüssigem Inhalt; Hautausschlägen, die nach Impfungen auftreten.

Modalitäten
• Verschlimmerung: Schmerzen verschlimmern sich bei Bewegung (das Mittel hilft immer dann, wenn die Wirkung von Ferrum phosphoricum nicht ausreichend war).
• Besserung: Keine Modalität bekannt

Signaturen-Diagnostik
• Allgemein: Bei Erkältungen ist ein Auswurf von weißgrauem, dickem Schleim möglich.
• Antlitz: Gesamteindruck des Gesichts milchig-bläulich (wie mit Milch beschmiert, vor allem die mittlere Partie um Nase und Backenknochen), erinnert an eine Alabasterstatue; die oberen und unteren Augenlider wirken milchig, auch bläulich-rot.
• Zunge: weiß, auch dick weiß belegt.

Nr. 5: Kalium phosphoricum D6 (Kaliumphosphat)
Kalium macht die Tätigkeit von Nerven und Muskeln erst möglich und sorgt für deren korrekte Funktion. Ist die Verteilung der Kalium-und Phosphat-Ionen im Körper gestört, kommt es zu Muskel- und Nervenschwäche, Muskelschmerzen oder gar Muskellähmungen. Phosphat ist an der Energiegewinnung in den Zellen beteiligt und verhilft bestimmten Eiweißen (Myoglobin) im Muskel, Sauerstoff aufzunehmen und bei Bedarf wieder abzugeben.
Kalium phosphoricum ist das Nervensalz der Biochemie. Es wirkt stabilisierend auf Nerven, Psyche, Geist

Hier hilft Kalium chloratum
• Bei Bronchitis, Stockschnupfen; bei Hautausschlägen (Ekzemen) mit weißem, mehlartigem Belag; bei Entzündungen der Magen- und Darmschleimhaut, der Augenbindehaut, der Schleimbeutel, der Gelenke sowie allen Entzündungen mit Fieber; bei Erkältungen, Verletzungen und Entzündungen als zweites Mittel nach Ferrum phosphoricum.
• Zur Unterstützung der ärztlichen Behandlung bei Verbrennungen ersten und zweiten Grades, Sehnenscheidenentzündung, Gürtelrose, Wundrose (Erysipel).

Spider veins

KALI PHOS

Das Muskel- und Nervensalz

34 Über die Selbstbehandlung

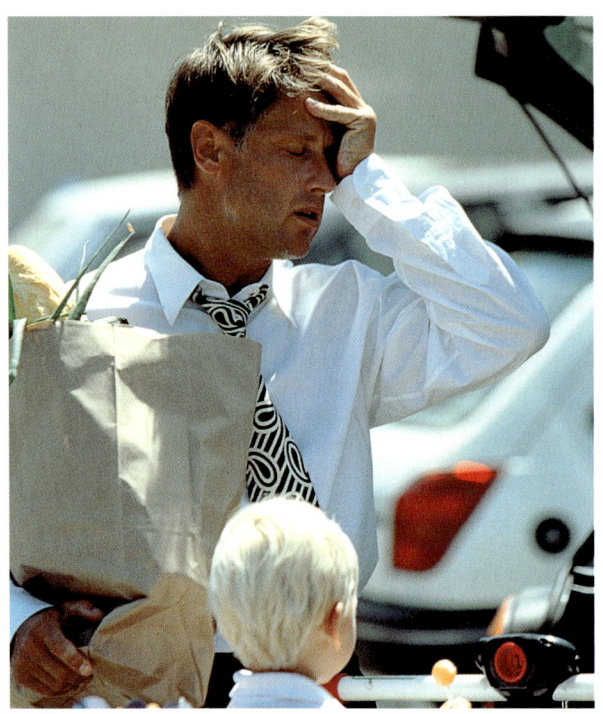

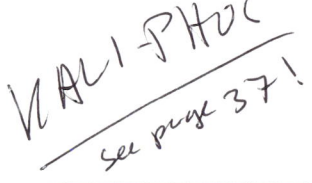

Kalium phosphoricum hilft natürlich auch gestreßten Vätern.

und Körper, indem es die Verteilung der Kalium-Ionen im Körper reguliert. Es verhütet darüber hinaus den Zerfall von Zellgewebe und gilt als Nährsalz für Muskel- und Nervengewebe.

Kalium phosphoricum-Salbe
• Sie hilft: bei Windeldermatitis (wunder Po bei Säuglingen), wenn die Wunde übel riecht.
• Unterstützt das Salz: bei kreisrundem Haarausfall; Lähmungserscheinungen; Nesselsucht (Urticaria); Hautausschlägen mit Bläschen, deren Inhalt übel riecht, auch mit stinkenden Krusten.
• Unterstützt die ärztliche Behandlung: bei Hautinfektionen wie Wundrose (Erysipel) als Salbenumschlag; bei Karbunkel als Folgemittel nach Calcium fluoratum-Salbe.

Modalitäten
• Verschlimmerung: Schmerzen verschlimmern sich durch körperliche Anstrengung.
• Besserung: Gliederschmerzen bessern sich durch leichte Bewegung.

Signaturen-Diagnostik
• Allgemein: Der Patient wirkt erschöpft, niedergeschlagen, müde; bei starkem Mangel kann kreisrunder Haarausfall bestehen.
• Antlitz: Wirkt aschgrau; schmutzige Färbung der Haut, wirkt ungewaschen. Die unteren Augenlider sind

Hier hilft Kalium phosphoricum
• Bei körperlicher, geistiger und seelischer Erschöpfung; bei Schwächezuständen (etwa nach Belastung, Prüfung); nervöser Schlaflosigkeit; Antriebslosigkeit; Niedergeschlagenheit; Krämpfen; kreisrundem Haarausfall; Hyperaktivität von Kindern.
• Unterstützend bei Depression, Herz- und Muskelschwäche, Lähmungen.

Die zwölf Heilsalze und ihre Salben 35

aschgrau, fahl und blaß; die Augenregion ist schmutzig-fahl, auch Mund- und Kinnpartie können aschgrau wirken; die Schläfen sind eingefallen.
• Zunge: Gelbbraun belegt, senffarben, auch mit unangenehmem, nach Fäulnis riechendem Mundgeruch; Mundhöhle und Zunge sind oft trocken.

Nr. 6: Kalium sulfuricum D6 (Kaliumsulfat)

KALI SULF

Kaliumsulfat kommt in Haut, Knochen, Muskulatur und Nägeln vor und spielt bei der Verarbeitung von Eiweißen im Stoffwechsel eine Rolle. Der Schwefelanteil (Sulfat) hilft dem Körper, Cystein zu bilden, das in Haaren, Nägeln, im Knorpel und in der Haut benötigt wird. Sulfat ist auch an Entgiftungsprozessen maßgeblich beteiligt.
Kalium sulfuricum fördert zusammen mit dem Mittel Ferrum phosphoricum alle Vorgänge, die nötig sind für die Aufnahme des Sauerstoffs aus der Luft und seinen Transport von der Lunge zu den Zellen. Es unterstützt

Hier hilft Kalium sulfuricum
• Basismittel bei allen Haut- und Lebererkrankungen; bei Belastung der Leber durch Gifte; bei allen Schleimhautentzündungen (wie in Rachen, Bindehaut, Magen, Darm), auch bei chronisch-schleichendem Verlauf; bei chronischem Schnupfen; Störungen des Haar- und Nagelwachstums; wandernden rheumatischen Schmerzen.
• Unterstützt die ärztliche Behandlung bei schweren Formen der genannten Erkrankungen sowie bei Schuppenflechte, Melancholie und Ängstlichkeit.

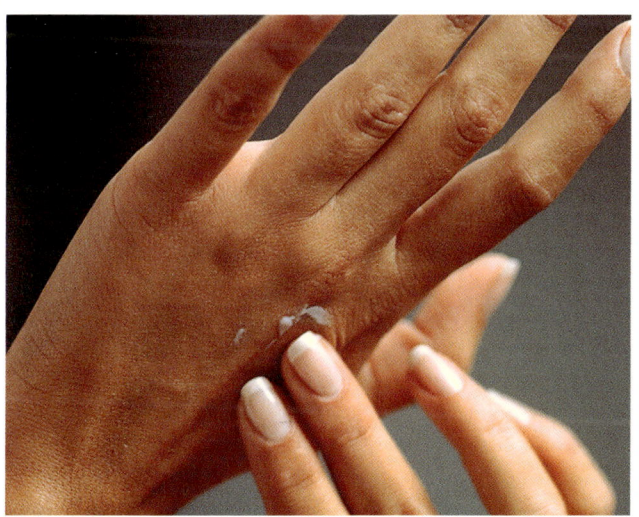

Kalium sulfuricum unterstützt die Bildung von Hautzellen, Haaren und Nägeln.

36 Über die Selbstbehandlung

die Bildung von Hautzellen, Haaren und Nägeln, was bei Verletzungen oder Hautausschlägen von Bedeutung ist. Darüber hinaus steigert es die Leistungsfähigkeit der Leber (Entgiftung des Körpers). Kalium sulfuricum ist bei Entzündungen und Erkältungen das Folgemittel nach Kalium chloratum.

Kalium phosphoricum-Salbe
- Sie hilft: bei Wachstumsstörungen von Finger- und Fußnägeln; als Nasensalbe bei hartnäckigem chronischem Schnupfen.
- Unterstützt das Salz: bei allen chronischen Hauterkrankungen; schlecht heilenden Wunden; eitrigen Hautausschlägen; klebrigen Abschuppungen der Haut.
- Unterstützt die ärztliche Behandlung: bei schweren Hauterkrankungen wie Neurodermitis und Schuppenflechte.

Auch als Nasensalbe bei hartnäckigem Schnupfen zu verwenden

Modalitäten
- Verschlimmerung: Zahn-, Kopf- und Gliederschmerzen verschlimmern sich bei Aufenthalt in geschlossenen Räumen, in der Wärme und gegen Abend.
- Besserung: Zahn-, Kopf- und Gliederschmerzen bessern sich im Freien und in kühler Luft.

Signaturen-Diagnostik
- Allgemein: Haut wirkt gelblich; gelbliche Absonderungen (beispielsweise Schleim bei hartnäckigem Schnupfen); Leberflecke, Altersflecken und Sommersprossen sind ein Indiz, wenn sie sehr zahlreich sind.
- Antlitz: Haut ist bräunlich-gelb, mit bräunlichen Flecken; Augenlider bräunlich oder gelblich; auch um Mund, Nasenflügel und Stirn gelbliche bis bräunliche Verfärbungen.
- Zunge: gelblich, schleimig belegt.

Nr. 7: Magnesium phosphoricum D6 (Magnesiumphosphat)

Das Schmerz- und Krampfmittel

Magnesiumphosphat ist am Aufbau von Knochen, Muskulatur und Nerven beteiligt. Magnesium hat die Eigenschaft, Nervenimpulse, die zur Muskulatur gehen, zu dämpfen. Krämpfe und Koliken der Hohlorgane (Darm, Magen, Blase, Gallenblase) werden deshalb

bei Magnesiummangel stärker. Das Phosphat ist an allen energieliefernden Prozessen der Zellen beteiligt.
Magnesium phosphoricum ist das entkrampfende und schmerzstillende Mittel der Biochemie, da es – wie das Mineralsalz im Körper – die Aktivität von Nerven und Muskeln dämpft. Dies gilt sowohl für Muskeln, die unserem Willen unterliegen (wie Arm-, Bein- oder Kaumuskeln), als auch für die Muskulatur, die nicht willentlich beeinflußbar ist (Magen- und Darmmuskulatur, Herzmuskel und Gefäßmuskeln).

Hier hilft Magnesium phosphoricum
- Bei Krampfhusten, Waden-, Bauch-, Perioden- und Gefäßkrämpfen (Migräne); bei Zahnungs- und Bauchkrämpfen von Kindern, Verkrampfungen der Atemmuskulatur (Asthma), Krampfwehen, Koliken, Muskelzuckungen, Einschlafstörungen, Überdrehtsein, nervlicher Unruhe; schmerzstillend bei rheumatischen Schmerzen.
- Unterstützt die ärztliche Behandlung: bei schweren Schmerz- und Krampfzuständen.

- spasms, twitching
- Lockjaw
- gas, bloated abdomen
- chocolate cravings
- overall red face
- alcohol redness

Magnesium phosphoricum-Salbe
- Sie hilft: bei Hautjucken; leichten Krämpfen der Augenlider; Nervenentzündungen; Muskelverspannungen, zum Beispiel am Nacken; zum Einmassieren (leichte Bauchmassage) bei Kindern mit Bauchkrämpfen (zum Arzt!).
- Unterstützt die Behandlung: bei Schuppenflechte.

Zum Einmassieren bei Bauchkrämpfen von Kindern

Modalitäten
- Verschlimmerung: Schmerzen (auch Zahnschmerzen) werden stärker durch sanfte Berührung.
- Besserung: Schmerzen bessern sich durch Druck oder Wärme; Bauchschmerzen durch Druck mit der Hand auf den Bauch.

Signaturen-Diagnostik
- Allgemein: Der Patient neigt zu Muskelhartspann (Muskelerhärtung), etwa an den Schulter-Nacken-Muskeln, entweder nach Kälte- und Nässeeinfluß oder einseitiger Körperhaltung (wie bei Arbeit am Computer); neigt auch zum Erröten, macht einen psychisch erregten Eindruck.
- Antlitz: Auffällige »Magnesiumröte« – es handelt sich um eine stark rosafarbene, unnatürlich wirkende Rötung der Wangen in Münzgröße links und rechts neben

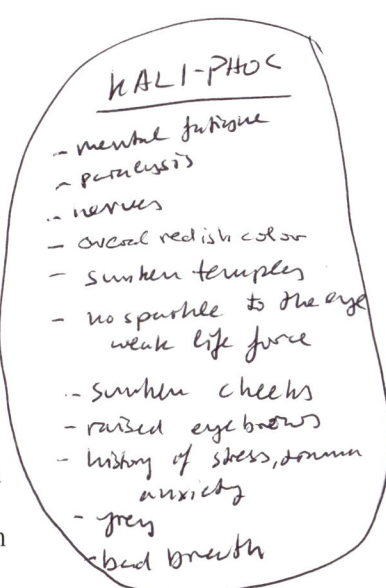

KALI-PHOS
- mental fatigue
- paralysis
- nerves
- overall reddish color
- sunken temples
- no sparkle to the eye weak life force
- sunken cheeks
- raised eyebrows
- history of stress, common anxiety
- grey
- bad breath

Über die Selbstbehandlung

den Nasenflügeln; Erröten bei Lampenfieber (typisch dafür, daß Magnesium phosphoricum angezeigt ist).
• Zunge: rein.

NAT_MUR (handwritten)

Hier hilft Natrium chloratum
• Wenn Haut und Schleimhäute trocken sind (an trockenen Augen erkennbar); bei wäßrig bis wäßrig-schleimigem Durchfall, Verstopfung, Magenkatarrh mit wäßrig Erbrochenem; bei wäßrigem Fließschnupfen (anhaltend oder plötzlich auftretend), plötzlichem Tränenfluß zum Beispiel bei Wind; bei Schwellungen (Ödeme) verschiedener Ursache, Insektenstiche genügen bereits; bei Zahnschmerz mit Speichelfluß, Hautausschlag mit Bläschen wäßrigen Inhalts (wie bei Herpes), Depression mit Weinerlichkeit, allgemeiner Schwäche, Kräfteverfall, rheumatischen Beschwerden.
• Unterstützend zur ärztlichen Behandlung: bei häufigem Durchfall oder häufigem Erbrechen.

Nr. 8: Natrium chloratum D6 (Natriumchlorid)

Natriumchlorid wird im Körper für die Funktion von Nerven und Muskeln benötigt, unterstützt das Einwirken von Steuereiweißen (Enzymen) bei Stoffwechselreaktionen und steuert den Austausch von Stofen in den Körperzellen. Natrium chloratum, das aus reinem Kochsalz hergestellte Mittel, reguliert den Wasserhaushalt im Körper. Es wirkt vor allem bei Störungen, die sich in Schwellungen (Ödemen), Trockenheit von Haut und Schleimhäuten sowie einer erhöhten Absonderung von Körperflüssigkeit (zum Beispiel Tränen, Schweiß) zeigen. Demgemäß reguliert das Mittel den Flüssigkeitshaushalt der Körperzellen, ist für die Zellteilung (und damit für die Bildung neuer Zellen) sowie die Produktion von Magensäure bedeutsam.

Handwritten notes:
- big pores
- desire for sleep
- craves salt
- red eye border
- gelatinous shine around eyes / in eye lashes
- cracking joints
- dandruff

Natrium chloratum-Salbe
• Sie hilft: bei Hautausschlägen mit Bläschen, deren Inhalt wasserhell ist (zum Beispiel Lippenbläschen); bei Hautblasen mit wasserhellem Inhalt (zum Beispiel Fußblasen vom Laufen oder Brandblasen); bei weißen abschilfernden Hautschuppen; bei Windeldermatitis der Säuglinge. Bei trockener Nase ist sie als Nasensalbe verwendbar.
• Unterstützt die Behandlung: bei Fließschnupfen, Gürtelrose (Herpes zoster), Folgen von Insektenstichen, Unterschenkelgeschwüren, trockener Haut, trockenen Bindehäuten der Augen.

Modalitäten
Von Schüßler keine überliefert.

Signaturen-Diagnostik
• Allgemein: Tränende Augen bei Wind; trockene Haut, trockene Bindehäute. Der Patient wirkt wie aufgeschwemmt, aufgedunsen; Neigung zu Orangenhaut (Cellulite).

Cellulite: Mangelzeichen für Natrium chloratum

• Antlitz: Lippenbläschen; Augen- und Mundschleimhäute blaß; Haut fettig; Augen wirken wäßrig; schmierige Lidstreifen (verschmierter unterer Lidrand, wirkt wie mit Fettschwarte abgerieben), auffällig beim Blick nach oben; Tropfnase, Nase und Stirn glänzen feucht.
• Zunge: rein, mit Schleimstraßen (als wenn eine Schnecke darüber gekrochen wäre); gelegentlich mit kleinblasigem Speichelschleim, bevorzugt an den Zungenrändern; feuchte Zunge, auch reichlich Speichel mit oft feuchter Aussprache; hin und wieder salziger Geschmack im Mund.

Nr. 9: Natrium phosphoricum D 6 (Natriumphosphat)

Natriumphosphat wirkt mild abführend und steuert einer Übersäuerung im Körper entgegen. Seine Natrium- und Phosphat-Ionen spielen bei vielen Stoffwechselprozessen (Auf-, Ab- und Umbauvorgänge im Körper)

Zur Regulierung des Stoffwechsels

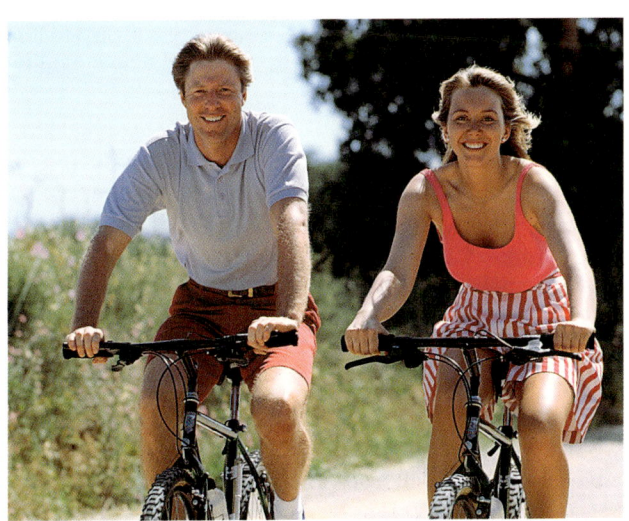

Natrium phosphoricum hilft auch gegen Muskelkater nach körperlicher Überanstrengung.

Über die Selbstbehandlung

> **Hier hilft Natrium phosphoricum**
> - Bei Verdauungsbeschwerden (Koliken, Blähungen) von Kleinkindern, bei Erwachsenen nach fettreichen Mahlzeiten; bei Störungen der Fettverdauung (Bauchkrämpfe, Fettsucht), saurem Erbrechen, saurem Aufstoßen, Sodbrennen; bei Gichtbeschwerden an den kleinen Gelenken (etwa bei den Zehen); bei gelblich-grünen, auch sauer riechenden Durchfällen; bei Atembeschwerden wegen Asthma, stoffwechselbedingter Gesichtsakne.

eine wesentliche Rolle. Wenn die Verteilung dieser Ionen im Körper nicht stimmt, verändert sich beispielsweise der Harnsäurespiegel, und es kommt zur Gicht oder zu rheumatischen Gelenkerkrankungen.

Ein veränderter Fettstoffwechsel hat Verdauungsbeschwerden, vor allem nach fettreichen Mahlzeiten, zur Folge. Bei jeder Muskelanstrengung wird Milchsäure gebildet (als Muskelkater erkennbar); Natriumphosphat ist am Abbau der Milchsäure über den Stoffwechsel beteiligt und regt auch deren Ausscheidung an.

Diese Eigenschaften entsprechen den Wirkeigenschaften des Mittels Natrium phosphoricum.

Natrium phosphoricum-Salbe
- Sie hilft: bei Hühneraugen.
- Unterstützt das Salz: bei fettiger Haut mit vermehrter Talgabsonderung (Seborrhoe), Gesichtsakne, entzündeten Hautpusteln; bei Hautausschlägen mit Bläschen, deren Inhalt honiggelb ist; bei Ausschlägen mit honiggelben Krusten, rheumatischen Gelenk- und Muskelerkrankungen wie Gicht, bei Milchschorf, beginnender Brustdrüsenentzündung.

Empfehlenswert: Verwendung als Nachtcreme bei den genannten Hautproblemen nach intensiver Hautreinigung oder einem Gesichtsdampfbad.

Modalitäten
Von Schüßler keine überliefert.

Signaturen-Diagnostik
- Allgemein: Haut fettig und unrein; fettiges Haar; fettige Ausschwitzungen; der Patient hat stets fettige Brillengläser. Achsel- und Halslymphknoten können (weich) geschwollen sein; »Seifenstuhl« (sieht aus wie mit weißer Seifenlösung verschmiert) bei Kleinkin-

Fettige Brillengläser – ein auffälliges Mangelzeichen für Natrium phosphoricum

dern; an den Ohrmuscheln kleine bis erbsengroße Knötchen (Tophi), die auf Gicht hindeuten.
• Antlitz: Stumpfer Fettglanz, wie mit einer Speckschwarte abgerieben; fettige Ausschwitzungen, Mitesser, Pusteln; Kinnpartie fettig, auch hängende Fettbacken.
• Zunge: feucht, grau-weißer dicker Belag; saurer oder bitterer Geschmack.

Nr. 10: Natrium sulfuricum D6 (Natriumsulfat)

Das Salz für Ausscheidung und Entgiftung

Natriumsulfat schränkt die Wasserrückgewinnung (Resorption) im Darm ein. Der Sulfatanteil wirkt mit bei energieliefernden Stoffwechselreaktionen. In der Medizin wird Natriumsulfat als Abführmittel verwendet. Natrium sulfuricum schafft überschüssige Flüssigkeiten aus dem Körper. Selbst aus den Zellen wird mit Hilfe dieses Mittels Wasser ausgeschieden. Da die Zellen auf diese Weise »gereinigt« werden, nennen Biochemiker den Vorgang »Klärstrom«. Das Salz regt außerdem Bauchspeicheldrüse, Darm, Leber, Nieren und Galle an, indem es die Absonderung von Verdauungssekreten fördert. Dadurch besitzt es indirekt eine entgiftende Wirkung. Es wirkt auch entzündungshemmend und unterstützt die Verbrennung von Nährstoffen in der Zelle, die zu Wärme- und Energiebildung führt.

Natrium sulfuricum-Salbe
• Sie hilft: bei Frostbeulen, nach leichten Erfrierungen, Hühneraugen, Warzen, Hautpilzerkrankungen.
• Unterstützt das Salz: bei geschwollenen Beinen (Ödemen), Krampfadern; bei Hautausschlägen mit Bläschen, deren Inhalt eitrig ist; bei Hautblasen mit gelblichem Inhalt, Unterschenkelgeschwüren, Ausschlägen mit gelblichen Schuppen; bei

Hier hilft Natrium sulfuricum
• Bei Verstopfung, Durchfall (vor allem morgens), Störungen der Fettverdauung mit hellem Stuhl, Blähungskoliken; bei Gewebeschwellungen (Ödemen), zum Beispiel an Augenlidern oder Unterschenkeln; bei nässenden Hautausschlägen, Hautbläschen mit gelblich-grünlichem Inhalt, Akne, Rosacea-Akne (Kupferfinnen, akneähnlich), Bettnässen, erkältungsbedingten Entzündungen mit gelblich-grünem Schleim; bei rheumatischen Beschwerden, die sich bei feuchtem und kaltem Wetter verschlimmern; bei Neigung zu Melancholie (Schwermut); bei Depressionen nach Verletzungen wie Wirbelsäulen- oder Kopfverletzungen (zum Arzt!).
• Unterstützt die ärztliche Behandlung von Diabetes und Wundrose (Erysipel).

Blähungen und Verdauungsstörungen von Kindern zur leichten Bauchmassage.
• Unterstützt die ärztliche Behandlung: bei Wundrose mit entzündlicher Schwellung (Erysipel).

Modalitäten
• Verschlimmerung: Schmerzen und Allgemeinbefinden verschlimmern sich bei feuchtem Wetter.
• Besserung: Schmerzen und Allgemeinbefinden bessern sich bei trockenem Wetter, in trockenen Räumen.

Signaturen-Diagnostik
• Allgemein: Neigung zu Gewebeschwellungen (Ödemen), etwa an Beinen oder Augenlidern; Stuhl grünlich-gelb, auch hell.
• Antlitz: Grünlich-gelbe Farbflecke, entzündliche Röte, vor allem der Nase, »Säufernase«; Wangen rötlich-blau. Äußere Augenwinkel wirken grünlich-gelb. Haut zeigt allgemein einen grünlichen Hauch.
• Zunge: Sieht aus wie grünlich belegt; schmutzig, nicht schleimig; bitterer Geschmack.

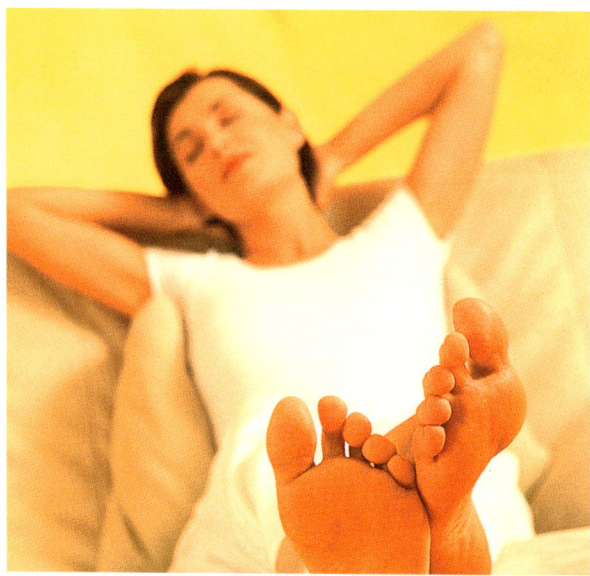

Wenn die Beine geschwollen sind, helfen Hochlagern und Natrium sulfuricum.

Nr. 11: Silicea D12 (Kieselsäure)

Die Kieselsäure ist im Körper an der Bildung der Eiweißsubstanz Kollagen beteiligt, die gebraucht wird zur Entwicklung und Stabilisierung von Knorpel, Bindegewebe, Sehnen und Knochen. Außerdem sorgt sie für Elastizität und Festigkeit von Haaren und Nägeln. Silicea, schon in Papyrusrollen der alten Ägypter als Heilmittel genannt, zählt zu den ältesten der Menschheit. In der Biochemie ist es ein hervorragendes Aufbau- und Festigungsmittel für Haut, Knochen, Bänder, Sehnen, Nägel, Gefäße und Augen. Es ist unentbehrlich bei eitrigen Entzündungen und Blutergüssen. Es regt die Freßzellen des Immunsystems zum verstärkten Angriff auf eingedrungene Krankheitserreger an,

Die zwölf Heilsalze und ihre Salben 43

hält die Blutgefäße elastisch und schützt vor Arterienverkalkung. Es verhindert Störungen bei der Knochenbildung während des Wachstums, verbessert die Heiltendenz der Haut nach Verletzungen und verhindert chronische Eiterungen. Vorzeitig gealterte Haut wird wieder straff und elastisch, gesunde Haut bleibt es, wenn Silicea mehrmals im Jahr kurmäßig (über 4 bis 6 Wochen) eingenommen wird.

Hier hilft Silicea
• Bei Eiterungen der Haut, Furunkeln (zum Arzt!), Fisteln; bei rheumatischen Gelenkerkrankungen (Gicht), Arthrose, Bandscheibenerkrankungen, Knochenschwund (Osteoporose); bei Störungen der Knochenbildung, Knochenhautentzündung, Sehnenerkrankungen, Gefäßverkalkung, übermäßigem Schwitzen, vorzeitigen Alterserscheinungen wie Faltenbildung im Gesicht; bei Blutergüssen, Nierengries, Haar- und Nagelbrüchigkeit, auch Haarausfall, Wachstumsstörungen der Nägel, eitrigem Nagelumlauf, Akne.

Silicea-Salbe
• Sie hilft: bei alternder Haut mit Faltenbildung; Hühneraugen; bei Krankheiten der Finger- und Fußnägel wie Brüchigwerden, rissigen Nägeln, Flecken auf den Nägeln, verdickten Nägeln; bei »wildem Fleisch«.
• Unterstützt das Salz: bei Eiterungen in den Knochen, empfindlicher und schlecht heilender Haut, entzündeten Eiterpusteln; bei gelben, eitrigen Krusten auf

Silicium unter dem Mikroskop

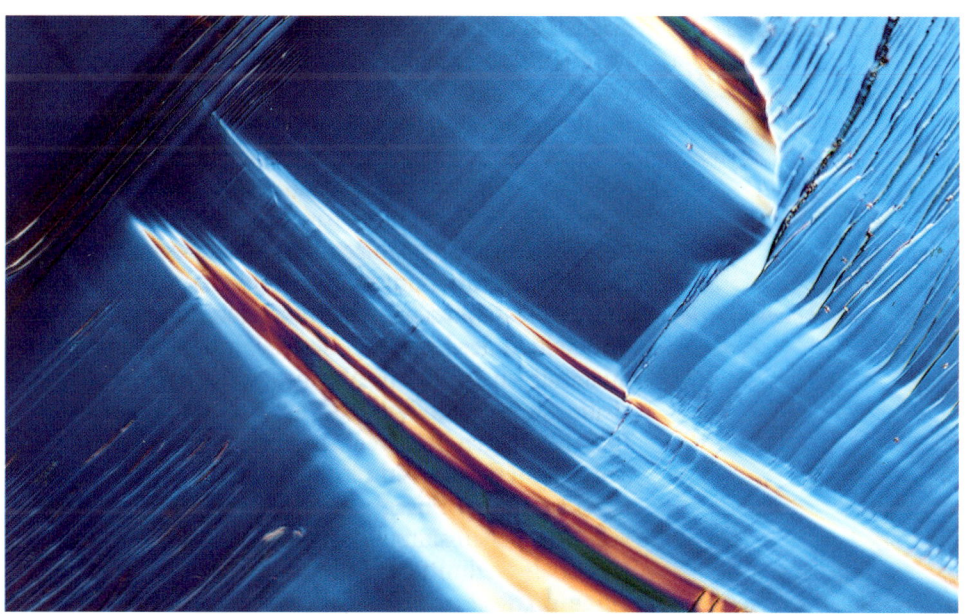

Beschwerden und ihre Mittel

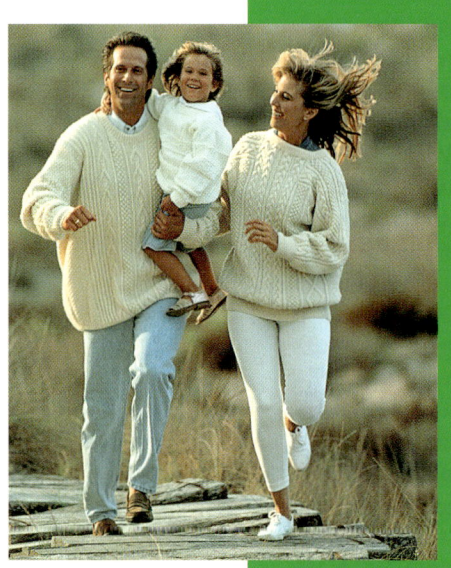

Die eigenverantwortliche Behandlung von alltäglichen Gesundheitsstörungen und Krankheiten mit Schüßler-Salzen ist ebenso einfach wie wirkungsvoll.
In diesem Kapitel führe ich Sie ein in die Anwendung und weise Ihnen den Weg, wie Sie von Ihren Beschwerden über die informativen Beschwerdebilder zu dem für Sie richtigen Mittel kommen.

So finden Sie zu Ihrem Mittel

Die wichtigsten Schritte
Um zur Behandlung Ihrer Beschwerden das richtige Salz zu finden, gehen Sie in drei Schritten vor:
• Schlagen Sie im Wegweiser (Seite 48) oder in »Beschwerden von A bis Z« (Seite 54 bis Seite 88) unter Ihrem wichtigsten Symptom (beispielsweise Husten) oder der Diagnose (zum Beispiel Bronchitis) nach. Dort finden Sie die Empfehlung für das passende Salz. Stoßen Sie dabei auf das Wort »Basismittel«, so heißt dies, daß zumindest ein zusätzlich empfohlenes Mittel einzunehmen ist.
• Lesen Sie als nächstes die Beschreibung des empfohlenen Salzes (Seite 28 bis Seite 44). Vergleichen Sie dessen Einsatzbereich mit Ihren Beschwerden.
• Bei den Beschreibungen der Salze finden Sie auch Angaben zu den zum Mittel gehörenden Modalitäten (Seite 17) und Signaturen (Seite 15). Sie gelten gleichermaßen für die Anwendung von Salz und Salbe. Beachten Sie, daß Modalitäten und Signaturen-Diagnostik lediglich hinweisenden Charakter haben, vorrangig ist stets das Beschwerdebild.

Der Wegweiser, der schnelle Weg zum richtigen Mittel

Was Sie beachten müssen
Bei den folgenden Beschwerden ist eine Selbstbehandlung möglich und sinnvoll. Bitte beachten Sie jedoch, daß bei schweren Erkrankungen sowie bei heftig verlaufenden akuten Beschwerden stets ein Arzt oder Heilpraktiker zu konsultieren ist. Beachten Sie auch die Hinweise »Zum Arzt« bei den Beschwerdebildern. Bitte informieren Sie sich vor der Selbstbehandlung über die Vorgehensweise (Seite 15). Angaben zu Dosierung und Dauer der Behandlung mit Salz und Salbe finden Sie bei den Beschwerden nur, wenn sie von der normalen Dosierung oder der normalen Behandlungsdauer (Seite 18 und 25) abweichen.
Der folgende Wegweiser dient dem schnellen Auffinden des Mittels, wenn die Symptome klar sind und Ihnen der Umgang mit den Schüßler-Salzen bereits vertraut ist. Dann genügt das Stichwort des wichtigsten Symptoms. Ausführliche Informationen zu den Beschwerden finden Sie auf den Seiten 54 bis 88.

Vor der Selbstbehandlung über die Vorgehensweise informieren

Von der Beschwerde zum Mittel

Beschwerde	Symptome	Mittel
Abwehrschwäche (Seite 54)	häufig erkältet, grippale Infekte	Immun-Schema (Seite 54)
Angstgefühl (Seite 54)	unterschwellige Angst, Angst vor Dingen	Kalium sulfuricum
Antriebslosigkeit (Seite 55)	nach Krankheiten, unbegründet	Kalium phosphoricum als »Heiße Sieben«
Bänder-/Sehnen-Erkrankungen (Seite 55)	durch Belastung, Verletzung Sehnenscheiden-Entzündung (Tennisarm) Heilprozeß stagniert	Ferrum phosphoricum Tennisarm-Schema (Seite 55) Kalium chloratum
Bettnässen (Seite 56)	unbewußtes Wasserlassen Schwäche des Blasenschließmuskels nervliche Erschöpfung, Schwäche	Natrium sulfuricum Ferrum phosphoricum Kalium phosphoricum
Bindehautentzündung (Seite 56)	Rötung ohne Absonderung Entzündung mit weißlicher Absonderung Entzündung mit wäßriger Absonderung Entzündung mit eitriger Absonderung häufig erkältet, grippale Infekte	Ferrum phosphoricum/Arzt Kalium chloratum/Arzt Natrium chloratum/Arzt Natrium phosphoricum/Arzt Immun-Schema (Seite 54)
Bläschenausschlag (Seite 56)	Bläschen mit gelblich-wäßrigem Inhalt mit dicklich gelbem und eitrigem Inhalt mit eitrigem Inhalt, wenn Nr. 9 nicht hilft mit weißlich-dickem Inhalt mit stinkendem Inhalt mit wasserhellem Inhalt	Kalium chloratum Natrium phosphoricum Silicea Calcium phosphoricum Kalium phosphoricum Natrium chloratum
Blasenentzündung/ Blasenkatarrh (Seite 57)	am ersten Tag vom zweiten Tag an chronischer Blasenkatarrh	Ferrum phosphoricum/Arzt Natrium phosphoricum Silicea
Brustdrüsen-Entzündung (Seite 57)	Rötung und Schwellung der Brustdrüse eitrige Entzündung Verhärtung nach Entzündung	Natrium phosphoricum Silicea/Arzt Calcium fluoratum
Durchfall (Seite 58)	mit übelriechendem Stuhl wäßrig, schleimig gelblich-wäßrig nach dem Frühstück weiß-schleimig mit unverdauten Speiseresten sauer riechend wäßrig mit Krämpfen	Kalium phosphoricum Natrium chloratum Natrium sulfuricum Natrium sulfuricum Kalium chloratum Ferrum phosphoricum Natrium phophoricum Magnesium phosphoricum
Erbrechen (Seite 58)	von unverträglichen Speisen nach dem Essen von bitterer Galle von langgezogenem, durchsichtigem Schleim von wäßriger Flüssigkeit von weißem Schleim von saurer Flüssigkeit während des Zahnens bei Reiseübelkeit	Ferrum phosphoricum Natrium sulfuricum Natrium chloratum Natrium chloratum Kalium chloratum Natrium phosphoricum Calcium phosphoricum Natrium phosphoricum
Erkältungen (Seite 58)	Rachen-Schleimhäute gerötet, schmerzhaft weiße Ablagerungen auf Mund- und Rachen-schleimhaut durchsichtiger, blasiger Schleim auf Zunge und/oder Mundschleimhaut	Ferrum phosphoricum Kalium chloratum Natrium chloratum

Beschwerde	Symptome	Mittel
Erkältungen (Seite 59)	in allen anderen Fällen	Entzündungs-Schema (Seite 19)
Falten (Seite 59)	an Augenlidern, Schwangerschaftsstreifen, schlaffe Bauchhaut	Calcium fluoratum
	Krähenfüße, vorzeitige Altersfalten, schlaffe Haut	Silicea
	faltige Wangen, fettige Haut	Natrium sulfuricum
Fettsucht (Seite 60)	Übergewicht, Störung der Energiebilanz	Adipositas-Schema (Seite 61)
	bei schlechter Verdauung mit Blähungen, gestörter Fettverdauung, Völlegefühl	Natrium phosphoricum
	mit Verstopfung, hellen Fettstühlen	Natrium sulfuricum
	strafft Bauch und Oberschenkel	Calcium fluoratum-Salbe
Gelenkerkrankungen (Seite 61)	Gelenkaufbau-Basismittel	Silicea/Arzt
	mit Schmerzen, schlimmer durch Bewegung	Ferrum phosphoricum, Kalium chloratum/Arzt
	mit lähmenden Schmerzen	Kalium phosphoricum/Arzt
	mit Schmerzen und Taubheitsgefühl	Calcium phosphoricum/Arzt
	einschießende Schmerzen, wechseln die Stelle	Magnesium phosporicum/Arzt
	Schmerzen schlimmer bei Wärme und abends	Kalium sulfuricum/Arzt
	durch Gicht (Harnsäureablagerung)	Natrium phosphoricum/Arzt
	mit Morgensteifigkeit, Anlaufschmerz (bei Arthrose), zusätzlich bei Gicht	Silicea
	Schleimbeutelentzündung des Kniegelenks	Kalium chloratum/Arzt
	rheumatische Beschwerden, schlimmer durch feuchte Witterung	Natrium sulfuricum/Arzt
Gerstenkorn (Seite 62)	eitrig, mit Verhärtung und Knötchenbildung	Calcium fluoratum im Wechsel mit Silicea
	chronisch, ohne Entzündungszeichen, mit reizlosem derbem Knoten (Hagelkorn)	Calcium fluoratum-Salbe
Haarausfall (Seite 63)	kreisrund	Kalium phosphoricum
	diffus, an mehreren Stellen	Natrium chloratum, Silicea
	diffus, an mehreren Stellen, auch mit dünnem, brüchigem Haar und gespaltenen Haarspitzen	Silicea
Haare brüchig, gespalten (Seite 63)	auch gestörtes Wachstum, gespaltene Spitzen	Silicea
Hämorrhoiden (Seite 63)	zur Festigung des Venengewebes	Calcium fluoratum/Arzt
	mit entzündeten Knoten	Ferrum phosphoricum/Arzt
Haut, trockene (Seite 64)	Störung der Flüssigkeitsverteilung	Natrium chloratum
Hautausschläge (Seite 64)	mit schuppiger, schmieriger Haut	Kalium sulfuricum/Arzt
	weiße Schüppchen	Natrium chloratum
	Hautschuppen nach Aufplatzen von Bläschen, mehlartiger Belag	Kalium chloratum
	mit weißlich gelben Krusten	Calcium phosphoricum
	mit aufgeplatzten Bläschen, Eiterkrusten	Silicea
	nässend	Natrium sulfuricum
	nässende Hautauschläge, wenn Natrium sulfuricum nicht hilft, auch mit honiggelben Krusten	Natrium phosphoricum
	nach Impfungen	Kalium chloratum
	in Zusammenhang mit Gürtelrose	Natrium chloratum/Arzt
	bei Schuppenflechte	Schuppenflechte-Schema (Seite 64)

Beschwerde	Symptome	Mittel
Hautjucken (Seite 65)	verringert den Juckreiz	Magnesium phosphoricum
	Hautjucken im Alter	Calcium phosphoricum
Hautschrunden, rissige Haut, Hornhaut (Seite 65)	bei Hautschrunden, Einrissen, übermäßig viel Hornhaut	Calcium fluoratum
	bei trockener Haut	Natrium chloratum
Heimweh (Seite 66)	mit Schlafstörungen, Traurigsein, Weinen, seelischer Verstimmung	Kalium phosphoricum
	mit innerer Verkrampfung	Magnesium phosphoricum
Hühneraugen (Seite 66)	Schmerzen beim Gehen, weiße Kruste	Kalium chloratum
	mit gelblicher Auflagerung, gelblicher Kruste	Natrium sulfuricum
	mit eitrig entzündetem Rand, bei sensibler Haut	Silicea
	stark verhärtete Hühneraugen	Calcium fluoratum
Husten (Seite 66)	normaler Husten	(➥ Entzündungen)
	Krampfhusten, oft nachts	Magnesium phosphoricum
	Pseudokrupp-Husten	Kalium chloratum/Arzt
Hyperaktivität (Seite 67)	mit körperlicher und seelischer Unruhe	Kalium phosphoricum
Insektenstiche (Seite 67)	mit Rötung, Schwellung, Jucken	Natrium chloratum
Knochenerkrankungen (Seite 68)	Entzündungen der Knochenhaut	Silicea/Arzt
	bruchanfällige Knochen, Knochenerweichung, Osteoporose	Calcium fluoratum/Arzt
	Wachsstumsschmerzen, schlechte Knochenentwicklung, Osteoporose	Calcium phosphoricum/ Arzt
	empfindliche Knochen, Osteoporose, Neigung zu Brüchen	Silicea
	nach Knochenbrüchen, Wachstumsschmerzen bei Kindern	Calcium phosphoricum
Kopfschmerzen (Seite 69)	Akutmittel bei allen Kopfschmerzen	Magnesium phosphoricum als »Heiße Sieben« (Seite 19)
	mit Hitzegefühl, Gesichtsröte, Druck- oder Klopfgefühl, Stechen im Kopf	Ferrum phosphoricum
	mit Erbrechen von Galle	Natrium sulfuricum
	mit Erbrechen von durchsichtigem, wäßrigem Schleim	Natrium chloratum
	mit Auswürgen von weißem Schleim	Kalium chloratum
	bei heftigen Kopfschmerzattacken	Magnesium phosphoricum
	bei blassen, reizbaren Menschen	Kalium phosphoricum
	bei Schmerzanfällen mit Schwäche	Kalium phosphoricum
	bei Schmerzen, die sich in Wärme und abends verschlimmern, in kühler Luft bessern	Kalium sulfuricum
	mit Verstopfung und schleimbelegter Zunge	Natrium chloratum
Kopfschuppen (Seite 70)	Schuppen, trockene Kopfhaut	Biochemische Haarpackung (Seite 70)
	kleieförmige Hautabschuppung	Natrium sulfuricum
	Schuppenflechte auf Kopfhaut	Kalium sulfuricum/Arzt
Krampfadern (Seite 70)	bei leichten Krampfadern und Besenreisern, zur Festigung der erschlafften Venen	Calcium fluoratum (Salz und Salbe)
	bei Schwellung der Beine (Schwellungen, Seite 82)	
Kreislaufschwäche (Seite 71)	nach Überanstrengung und bei Schwäche	Kalium phosphoricum
Lichtempfindlichkeit (Seite 71)	harmlose Lichtempfindlichkeit	Natrium chloratum
	durch Überreizung der Augen	Kalium phosphoricum

Von der Beschwerde zum Mittel

Beschwerde	Symptome	Mittel
Lippen, trocken und rissig (Seite 72)	aufgesprungen und verhärtet	Calcium fluoratum
	Nachbehandlung aufgesprungener Lippen	Natrium chloratum
Magen- und Darmschleimhaut-Entzündung (Seite 72)	akuter Magen-Darm-Katarrh	Ferrum phosphoricum
	mit weißem Zungenbelag und als Folgemittel von Ferrum phosphoricum	Kalium chloratum
	mit trockener Zunge und körperlicher Schwäche	Kalium phosphoricum
	mit krampfartigen Magenschmerzen ohne Fieber, reine Zunge	Magnesium phosphoricum
	mit Magenschmerzen und Erbrechen von Schleim	Natrium chloratum
Mandelentzündung (Seite 73)	mit Rötung, Schwellung, Halsschmerzen	Ferrum phosphoricum
	mit weißgrauen Belägen auf den Mandeln	Kalium chloratum
	akuter Fall, alternativ	Natrium phosphoricum
Melancholie, seelische Verstimmung (Seite 74)	nach Erschöpfung	Kalium phosphoricum
	mit Ängstlichkeit, Traurigkeit, auch als Folgemittel nach Kalium phosphoricum	Kalium sulfuricum
	Melancholie mit Weinen	Natrium chloratum
	Melancholie/Depression nach Kopf- und/oder Wirbelsäulenverletzung	Natrium sulfuricum/Arzt
Menstruations-beschwerden (Seite 74)	mit krampfartigen Unterbauchschmerzen	Magnesium phosphoricum
	Regelschmerzen bei blassen weinerlichen, reizbaren Frauen	Kalium phosphoricum als »Heiße Sieben«
	mit erhöhtem Puls und Röte im Gesicht	Ferrum phosphoricum
Mundschleimhaut-Geschwüre (Seite 75)	weißliche und weißgraue Aphten	Kalium chloratum
	gelbe Aphten	Natrium phosphoricum
	hellroter Rand um das Geschwür	Kalium phosphoricum
	bei allergischer Ursache	Natrium chloratum
	bei trockenen Lippen	Natrium chloratum
Muskelerkrankungen (Seite 75)	bei Muskelkater nach Belastung	Ferrum phosphoricum (Salz und Salbe)
	bei schmerzhaften und mit Verkrampfung verbundenen Muskelerkrankungen als Basismittel	Magnesium phosphoricum (Salz und Salbe)
	bei Muskelverkrampfung	Magnesium phosphoricum (Salz und Salbe)
	bei Muskelkrämpfen nach Überanstrengung	Kalium phosphoricum (Salz und Salbe)
	bei Muskelkrämpfen, die nicht auf Magnesium phosphoricum reagieren	Calcium phosphoricum (Salz und Salbe)
	Krämpfe während des Zahnens von Säuglingen und Kleinkindern	Calcium phosphoricum (Salz und Salbe)
	Muskelschwäche	Kalium phosphoricum (Salz und Salbe)
	Muskelzuckungen	Magnesium phosphoricum (Salz und Salbe)
Nägel brüchig und rissig (Seite 75)	brüchige, schlecht wachsende Nägel, auch rissig und gelblich	Silicea
	falls Silicea unzureichend	Calcium fluoratum
Nagelpilze (Seite 76)	mit verdicktem, brüchigem Nagel	Calcium fluoratum-Salbe
Narben, Wulstnarbe (Seite 76)	zur Erweichung und Glättung von Narbengewebe	Calcium fluoratum-Salbe
	bei »wildem Fleisch«	Kalium chloratum-Salbe
	Folgemittel nach Kalium chloratum, wenn Wirkung unbefriedigend	Silicea-Salbe
	bei jungen Narben	Calcium phosphoricum-Salbe

Beschwerde	Symptome	Mittel
Nervosität (Seite 77)	bei Kindern und Jugendlichen bei Erwachsenen	Calcium phosphoricum Magnesium phosphoricum
Nesselausschlag (Seite 77)	mit juckenden Quaddeln	Kalium phosphoricum
Ohrenschmerzen (Seite 78)	bei Schmerz und Rötung des Ohres mit verringertem Hören bei entzündlich geschwollenem äußeren Gehörgang bei Absonderung einer gelblichen Flüssigkeit aus dem Ohr bei Entzündung mit Druckgefühl im inneren Ohr	Ferrum phosphoricum/Arzt Silicea Kalium sulfuricum Kalium chloratum und Natrium phosphoricum/Arzt
Pickel (Seite 78)	bei entzündeten Eiterpusteln bei kleinen rötlichen Pickeln bei verhärteten Aknepusteln bei rötlich umschriebenen und geschwollenen Rötungen mit Papeln und Pusteln (Rosazea) bei Frauen: Pickel vor und während der Periode	Silicea Natrium phosphoricum Calcium fluoratum Natrium sulfuricum/Arzt Natrium phosphoricum
Platzangst (Seite 79)	akute Fälle, Erstmittel Langzeitbehandlung	Kalium phosphoricum Kalium phosphoricum beide als »Heiße Sieben«
Prüfungsangst (Seite 79)	bei Schlafstörungen, Unruhe, Konzentrationsschwäche bei Unruhe, Herzklopfen, Zittern, vor Prüfungen	Magnesium phosphoricum Prüfungs-Schema (Seite 79)
Psychische Störungen (Seite 80)	bei Konzentrations- und Gedächtnisschwäche bei niedrigem Blutdruck, Schwindel bei Lagewechsel, Stimmungsschwankungen	Magnesium phosphoricum Kalium phosphoricum
Scheide, trocken und juckend (Seite 80)	Scheide empfindlich, Schleimhäute gereizt, trocken und juckend	Natrium chloratum/Arzt
Schlafstörungen (Seite 80)	wenn man nicht abschalten kann wenn Kalium phosphoricum nicht hilft bei Störung zwischen 23 und 3 Uhr	Kalium phosphoricum Magnesium phosphoricum Natrium sulfuricum
Schwäche bei Kindern (Seite 81)	seelische und körperliche Schwäche	Calcium phosphoricum
Schwellungen (Seite 82)	harmlose dicke Beine	Natrium sulfuricum
Sodbrennen (Seite 82)	bei Beschwerden durch aufsteigende Säure bei Trockenheitsgefühl im Rachen, wenn Natrium phosphoricum ohne Erfolg zur Heilung der Schleimhaut, bei gelblichem Zungenbelag bei weißem/weißgrauem Zungenbelag	Natrium phosphoricum Natrium chloratum Kalium sulfuricum Kalium chloratum
Stillprobleme (Seite 83)	bei zu geringer Milchbildung bei zu starker Milchbildung Michstau mit bläulich-weißer Milch	Calcium phosphoricum Natrium sulfuricum Natrium chloratum
Überbein (Seite 83)	an Gelenken und Sehnen des Hand- und Fußrückens	Calcium fluoratum-Salbe
Verbrennungen (Seite 83)	bei akuten leichten Verbrennungen mit Rötung, Schmerz, ohne Blasen bei Brandblasen mit hellem Inhalt bei Wundfläche mit weißgrauem Schorf	Ferrum phosphoricum Kalium sulfuricum Natrium chloratum Kalium chloratum
Verletzungen (Seite 84)	Sofortmaßnahme bei Schürf-, Schnittwunde, Prellung, Bluterguß, Quetschung der Heilprozeß stagniert, Rötung und Schwellung Blutergüsse	Ferrum phosphoricum Kalium chloratum Silicea

Von der Beschwerde zum Mittel

Beschwerde	Symptome	Mittel
Verstopfung (Seite 84)	bei Verstopfung mit hartem Stuhl, auch bei hellen Fettstühlen	Natrium sulfuricum
	wenn Signatur besser paßt	Natrium chloratum
Völlegefühl und Blähungen (Seite 84)	nach schwerem, fettem Essen	Natrium phosphoricum
	mit Druck im Bauch und gelb-schleimiger Zunge	Kalium sulfuricum
	mit Bauchschmerzen und Aufstoßen von Luft	Magnesium phosphoricum als »Heiße Sieben«
	mit Schmerzen im Unterbauch, Abgang von Wind nicht möglich	Natrium sulfuricum
	mit übelriechenden Winden	Kalium phosporicum
	Blähungskoliken der Säuglinge und Kleinkinder	Magnesium phosphoricum
	mit sauer riechendem Durchfall	Natrium phosphoricum
Warzen (Seite 85)	an den Händen	Kalium chloratum
	wenn Kalium chloratum nicht befriedigend wirkt	Natrium sulfuricum-Salbe
	Warzen alt, verhärtet	Calcium fluoratum-Salbe
Wechseljahre-Beschwerden (Seite 86)	mit Müdigkeit, Erschöpfung, Schlafstörungen	Kalium phosphoricum
	mit Hitzewallungen, Einschlafproblemen, Herzrasen	Magnesium phosphoricum
	mit Schweißausbrüchen	Silicea
Windelausschlag (Seite 86)	mit trockener, aufgesprungener und auch nässender Haut	Natrium chloratum
	mit saurem Durchfall	Natrium phosphoricum
	mit stinkendem Stuhl	Kalium phosphoricum
Zahnen (Seite 86)	zur Verbesserung der Zahnbildung, bei Beschwerden beim Zahnen	Calcium phosphoricum
	mit Krämpfen beim Zahnen	Magnesium phosphoricum/Arzt
Zahnfäule (Seite 87)	zur Festigung des Zahnschmelzes bei anlagebedingter Anfälligkeit	Calcium fluoratum
	zum Schutz vor Karies	Calcium fluoratum
Zahnfleisch-erkrankungen (Seite 87)	blasses, empfindliches Zahnfleisch	Calcium phosphoricum
	Zahnfleisch mit rotem Saum und Zahnfleischbluten	Kalium phosphoricum
	schlaffes, empfindliches Zahnfleisch, auch bei Parodontose (Zahnfleischschwund)	Calcium fluoratum und Silicea im Wechsel
Zahnschmerzen (Seite 88)	bei Entzündungen der Mundschleimhaut	Ferrum phosphoricum
	bei leicht blutendem Zahnfleisch	Kalium phosphoricum
	bei periodisch auftretenden Schmerzattacken	Magnesium phosphoricum
	mit vermehrtem Speichelfluß	Natrium chloratum
	in Verbindung mit Rheuma	Calcium sulfuricum
Zungenentzündung (Seite 88)	bei dunkelroter, geschwollener Zunge	Ferrum phosphoricum/Arzt
	bei verhärteter Zungenoberfläche	Calcium fluoratum/Arzt
	Zungenentzündung mit weißlich-grauem Belag	Kalium chloratum/Arzt

> **TIP**
> ▼
> Nach der Einnahme von Antibiotika ist es wichtig, im Darm die richtigen Bakterien wieder anzusiedeln. Dies geschieht mit Präparaten, die gesunde Darmkeime enthalten.

Beschwerden von A bis Z

Abwehrschwäche (Immundefizit)

Eine Abwehrschwäche (Immunschwäche) erkennt man am häufigen Auftreten von Infektionskrankheiten (etwa Erkältungen) oder Hautentzündungen. Der Körper kann auf eindringende Bakterien und Viren nur noch unangemessen reagieren und ist somit Erregern mehr oder weniger schutzlos ausgesetzt. Ein häufiger Grund für diese Störung ist die Einnahme von Antibiotika, die nicht nur krankmachende Erreger vernichten, sondern auch die (hilfreichen) Darmbakterien. Die Darmflora steht in enger Verbindung mit dem Immunsystem, das uns vor eindringenden Fremdkeimen schützt und dessen größter Teil um den Darm konzentriert ist. Darüber hinaus stellen Darmbakterien lebenswichtige Vitamine her und helfen bei der Versorgung der Darmschleimhaut mit Nährstoffen (wie Vitaminen) aus der Nahrung. Ist die Darmschleimhaut geschädigt, können Krankheitserreger ungehindert in den Körper eindringen, darüber hinaus kann es zu Vitaminmangel kommen. Schüßler-Salze helfen dem Körper, die Produktion neuer Abwehrzellen zu veranlassen und regen sie dazu an, gezielt und verstärkt auf eindringende Erreger zu reagieren.

> **Immun-Schema**
> • Ferrum phosphoricum D12, täglich 3mal 2 Tabletten (Kinder 3mal 1 Tablette) über 4 Wochen.
> • Anschließend Magnesium phosphoricum D6, Dosierung und Dauer wie oben.
> • Anschließend Kalium sulfuricum D6, Dosierung und Dauer wie oben.

• Mit dem »Immun-Schema« (Kasten) können Sie innerhalb von 12 Wochen das Abwehrsystem (Immunsystem) stabilisieren.
• Auch Silicea D12 wirkt anregend auf die Aktivität der Abwehrzellen. Es kann ersatzweise für Kalium sulfuricum D6 im Immun-Schema eingesetzt werden.

Angstgefühl/nervöse Unruhe (Anxietas)

Das Angstgefühl ist eine nervöse Störung, die strenggenommen keine Krankheit darstellt. Die unterschwellige Angst vor bestimmten Dingen ist gepaart mit Schüchternheit, Angst vor Kontakt oder vor Aufgaben.

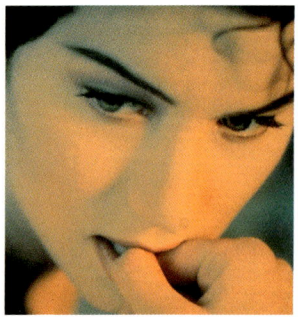

Kalium sulfuricum hilft gegen Angst.

Gelegentlich treten körperliche Symptome wie feuchte Hände oder eine belegte Stimme dabei auf.
• Nehmen Sie Kalium sulfuricum D6 in der üblichen Dosierung (Seite 18) bis zum Verschwinden des Angstgefühls ein.

Antriebslosigkeit (Adynamie)
Kraft- oder Antriebslosigkeit gehört entweder zu einer Krankheit (zum Beispiel Muskelschwäche) oder tritt als Folge schwerer Krankheiten (wie Infektionen) auf. Gelegentlich besteht sie auch ohne ersichtlichen Grund.
• Kalium phosphoricum D6: morgens 10 Tabletten in heißem Wasser (analog der »Heißen Sieben«, Seite 19), nüchtern und so warm wie möglich schluckweise trinken; bei Bedarf 2- bis 3mal täglich.

■ **Zum Arzt**

• *bei krankheitsbedingter Antriebslosigkeit*

Bänder- und Sehnen-Erkrankungen
Bänder und Sehnen halten im Körper Knochen, Gelenke und Organe zusammen und stellen die Verbindung zu den Muskeln her. Als Erkrankungen kommen unfallbedingte Verletzungen (zum Beispiel Bänderriß) oder Entzündungen in Frage. Entzündungen treten vor allem nach starker und häufiger Belastung auf, wie der weit verbreitete Tennisarm eindringlich zeigt: Durch Belastung wird eine Entzündung der Sehnen am Unterarm ausgelöst (Tendinitis).
• Bei Sport- oder anderen Verletzungen an Bändern und Sehnen sowie bei belastungsbedingten Entzündungen nehmen Sie als erstes Mittel: Ferrum phosphoricum D12.
• Wenn der Heilprozeß stagniert: Kalium chloratum D6.
• Beide Salze können zusätzlich als Salbe, auch als Salbenumschlag (Seite 22) über Nacht, verabreicht werden.
• Bei akuten und chronischen Sehnenscheiden-Entzündungen, wie sie oft nach einseitiger Belastung (Musizieren, Schreiben, Tennisspielen) auftreten, hat sich das »Tennisarm-Schema« (Kasten) bewährt.

■ **Zum Arzt**

• *bei Schmerzen an Knochen, Gelenken und Muskeln*

Tennisarm-Schema
Salbenumschläge (Seite 22) über Nacht nach folgendem Schema:
• eine Woche lang Salbe Nr. 3: Ferrum phosphoricum D12,
• vier Wochen lang Salbe Nr. 4: Kalium chloratum D6,
• vier Wochen lang Salbe Nr. 11: Silicea D12.
Aufhören bei anhaltender Besserung.

Bettnässen (Enuresis nocturna)

Zum Arzt
- *bei organischer Störung des Blasenschließmuskels*

Das nächtliche Einnässen ist eine unkontrollierte Blasenentleerung während des Schlafens. Betroffen sind vor allem Kinder, seltener Erwachsene. Körperliche Faktoren (etwa häufige Harnwegsentzündungen) und psychische Belastungen (wie Beziehungsstörungen, Vernachlässigung, Überforderung) sind als Auslöser bekannt.
- Generell bei unbewußtem Wasserlassen: Natrium sulfuricum D6.
- Bei organischer Störung des Blasenschließmuskels: Ferrum phosphoricum D12.
- Bei Nervenschwäche oder Erschöpfung (Neurasthenie) trotz gesundem Nervensystem: Kalium phosphoricum D6.
- Bei psychischen Ursachen: Kalium phosphoricum D6 zur Unterstützung einer Psychotherapie.

Bindehautentzündung (Konjunktivitis)

Zum Arzt
- *in jedem Fall*

Die Bindehäute der Augen können sich durch mechanische (Verletzung), chemische (Dämpfe, Chemikalien) und bakterielle Einflüsse (Infektion) entzünden. Eine augenärztliche Klärung der Ursache ist in jedem Fall notwendig.
- Bei Rötung der Bindehaut ohne Absonderung: Ferrum phosphoricum D12.
- Bei Entzündung der Bindehaut mit weißlicher Absonderung: Kalium chloratum D6.
- Bei Entzündung der Bindehaut mit wäßriger Absonderung: Natrium chloratum D6.
- Bei Entzündung der Bindehaut mit eitriger Absonderung: Natrium phosphoricum D6, wenn damit keine Beserung: Silicea D12.

Bläschenausschlag (Vesikula, vesikuläres Exanthem, Herpes)

Bläschen sind ein Begleitsymptom verschiedener Hauterkrankungen. Für die biochemische Behandlung ist wichtig, wie der Inhalt der Bläschen beschaffen ist.
- Bläschen mit gelblich-wäßrigem Inhalt: Kalium chloratum D6.
- Bläschen mit dunkelgelbem Inhalt: Natrium sulfuricum D6.

- Bläschen mit dicklich-gelbem, eitrigem Inhalt: Natrium phosphoricum D6; tritt keine Besserung ein: Silicea D12.
- Bläschen mit weißlich-dickem Inhalt (wie Schleim): Calcium phosphoricum D6.
- Bläschen mit stinkendem Inhalt: Kalium phosphoricum D6.
- Bei wasserhellem Inhalt: Natrium chloratum D6.

> **Bitte beachten Sie**
> Beim Herpes-Ausschlag (Virusinfektion) besteht bei Kontakt mit dem Bläscheninhalt (Tröpfchen-, Schmierinfektion) Ansteckungsgefahr!

Blasenentzündung/Blasenkatarrh (Zystitis)

Die akute Blasenentzündung (Blasenkatarrh) ist meist eine bakterielle Infektion, doch auch Viren und Hefepilze kommen als Erreger vor. Symptome: häufiges Wasserlassen, Brennen beim Abgang von Urin, nächtlicher Harndrang, Blut im Urin, bei Kindern auch Unterbauchschmerzen. Erfolgt die Behandlung nicht rechtzeitig, steigen Bakterien von der Blase in die Harnwege oder in die Nieren auf; dadurch kann es zu einer Entzündung (Infektion) mit Fieber kommen. Rechtzeitig zum Arzt! Ergänzend zur ärztlichen Therapie:

- Bei Blasenkatarrh: Am ersten Tag möglichst alle 15 Minuten 1 Tablette Ferrum phosphoricum D12; vom zweiten Tag an Natrium phosphoricum D6 (stündlich 1 Tablette); beide Salze können bei Besserung der Symptome vom dritten Tag an auch über den Tag verteilt im Wechsel eingenommen werden (je 3mal 2 Tabletten, bis zum Verschwinden der Beschwerden).
- Bei chronischem Blasen- oder Harnwegskatarrh: Silicea D12.

■ **Zum Arzt**

Brustdrüsenentzündung (Mastitis)

Die Brustdrüsenentzündung äußert sich durch eine schmerzhafte Rötung an der und um die Brustwarze. Dabei können die Lymphknoten in den Achseln anschwellen, außerdem kann Fieber auftreten. Ursachen der Mastitis sind unzureichende Stillhygiene, Milchstau oder entzündete Rhagaden (Risse). Je früher mit der Behandlung begonnen wird (bereits bei den leichtesten Entzündungszeichen, Seite 19), desto besser.

- Als erstes Mittel: Natrium phosphoricum D6, 1- bis 2stündlich 1 Tablette.

■ **Zum Arzt**

- *bei eitrigen Entzündungen*

• Alternativ: Salbe Nr. 9 (Natrium phosphoricum D6), mehrmals täglich auftragen, aber nicht unmittelbar vor dem Stillen.
• Bei eitriger Entzündung der Brustdrüse: Salbe Nr. 11 (Silicea) mehrmals täglich auftragen.
• Bei verhärteter Brustdrüse nach einer Entzündung: Salbe Nr. 1 (Calcium fluoratum) macht das Gewebe wieder weich.

Durchfall (Diarrhoe)

Treten mehr als drei nicht geformte bis wäßrige Stühle pro Tag auf, spricht man von Durchfall. Ursache können sein: Infektionen des Magen-Darm-Trakts (durch Bakterien, Viren, Hefe- und Schimmelpilze), Medikamente, Nahrungsmittelallergien oder -unverträglichkeiten, entzündliche Darmerkrankungen oder psychische Labilität. Beachten Sie bei Durchfällen (vor allem bei Kindern), daß häufige Stuhlentleerungen schnell zur Austrocknung mit Verlust von Elektrolyten (lebensnotwendige Salzen) führen. Dies ist ein lebensgefährlicher Zustand: Suchen Sie bei zunehmender Schwäche bitte sofort einen Arzt auf!
• Bei Durchfall mit übelriechendem Stuhl: Kalium phosphoricum D6.
• Wäßriger und schleimiger Durchfall: Natrium chloratum D6, alle 5 bis 15 Minuten 1 Tablette bei Erwachsenen und Kindern.
• Gelblich-wäßriger Durchfall: Natrium sulfuricum D6.
• Morgendlicher Durchfall nach dem Frühstück: Natrium sulfuricum D6.
• Weiß-schleimiger Durchfall: Kalium chloratum D6.
• Durchfall mit unverdauten Nahrungsresten: Ferrum phosphoricum D6.
• Sauer riechende Durchfälle (oft bei Kleinkindern): Natrium phosphoricum D6.
• Wäßriger Durchfall mit Bauchkrämpfen: Magnesium phosphoricum D6.

Erbrechen (Emesis)

Erbrechen ist keine Krankheit, sondern stets begleitendes Symptom einer Störung: Magen-Darm-Entzündung, die Reaktion auf Medikamente, Kolik, Schwangerschaft, Herzinfarkt, Genußmittelvergiftung oder

Zum Arzt

• *bei zunehmender Schwäche*

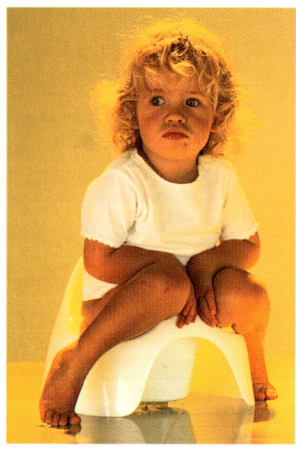

Häufige Durchfälle bei Kindern führen schnell zum Verlust von wichtigen Mineralstoffen und zu bedrohlicher Schwäche.

eine psychische Krankheit (wie nervöse Magersucht). Ist die Ursache nicht klar (klar ist sie etwa bei zuviel Alkohol/Essen), dann sollte ein Arzt hinzugezogen werden. Bei Erbrechen von Blut sofort zum Arzt!
• Bei Erbrechen nach dem Essen, auch mit saurer Flüssigkeit: Ferrum phosphoricum D12.
• Erbrechen von Galle (gelbe, bittere und dicke Flüssigkeit): Natrium sulfuricum D6.
• Erbrechen von zähem, durchsichtigem Schleim: Natrium chloratum D6.
• Erbrechen von wäßriger Flüssigkeit: Natrium chloratum D6.
• Erbrechen von weißem Schleim: Kalium chloratum D6.
• Erbrechen von saurer Flüssigkeit: Natrium phosphoricum D6.
• Erbrechen während des Zahnens (Säuglinge): Calcium phosphoricum D6.
• Bei Reiseübelkeit: Natrium phosphoricum D6, einige Tage vor der Reise mit der Einnahme beginnen.

■ **Sofort zum Arzt**
• *bei unklaren Ursachen*
• *beim Erbrechen von Blut*

Erkältungskrankheiten (Grippale Infekte, Katarrhe)
Zu den Erkältungskrankheiten zählen Hals-, Mandel-, Ohren- und Rachenentzündungen, Schnupfen und Husten (Bronchitis). Meist ist eine Ansteckung mit Erregern (Bakterien, Viren) die Ursache. Treten Erkältungen häufig, zum Beispiel alle paar Wochen auf, liegt der Verdacht auf Abwehrschwäche (Seite 54) nahe. Behandeln Sie Erkältungskrankheiten – mit Ausnahme der unten aufgezählten Fälle – nach dem Entzündungsschema (Seite 19).
• Schleimhäute in Mund und Rachen gerötet und schmerzhaft: Ferrum phosphoricum D12.
• Weiße Absonderungen/Ablagerungen an den Mund- und Rachenschleimhäuten: Kalium chloratum D6.
• Bei durchsichtigem, blasigem Schleim auf der Zunge und/oder an der Mund- und Rachenschleimhaut: Natrium chloratum D6.

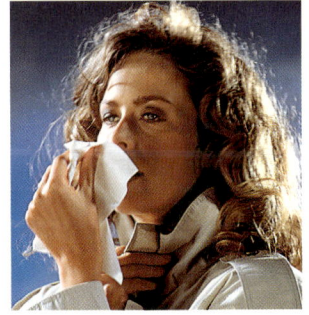

Bei häufigen Erkältungskrankheiten sollten Sie auch an eine Abwehrschwäche denken.

Falten (Plicae)
Falten zeigen, daß der Haut die notwendige Spannung fehlt. Sie entstehen nicht nur durch das Altern, sondern auch nach schweren, auszehrenden Erkrankun-

60 Beschwerden und ihre Mittel

gen. Falten sind keine Krankheit, sondern ein kosmetisches Problem.
Bemühen Sie bei der Mittelwahl die Signaturen-Diagnostik, denn es kommen mehrere Mittel in Betracht:
- Bei Gesichtsfältchen, vor allem an und unter den Augenlidern, auch bei Schwangerschaftsstreifen und schlaffer Bauchhaut: Calcium fluoratum D12.
- Bei »Krähenfüßen«, vorzeitigen Altersfalten und schlaffer Haut: Silicea D12.
- Bei faltigen Wangen und fettiger Haut: Natrium sulfuricum D6.

Fettsucht (Adipositas)

Von Adipositas, der Fettsucht, spricht man, wenn der Body-Mass-Index (BMI) den Bereich von 25 bis 30 kg/m² übersteigt. Der Index liegt je nach Alter und Geschlecht am oberen oder unteren Ende dieses Bereichs, der persönliche Grenzwert kann Tabellen (in Apotheken erhältlich) entnommen werden. Wenn Sie Ihren BMI errechnen wollen, benötigen Sie die Körpergröße (in Metern) und das Gewicht (in Kilogramm). Diese Maße werden auf folgende Weise verrechnet: Gewicht geteilt durch (Körpergröße x Körpergröße). Ein Beispiel: Körpergröße 180 cm, Gewicht 70 kg. Körpergröße im Quadrat: 1,80 m x 1,80 m = 3,24 m². Gewicht (70 kg) durch diesen Wert (3,24 m²) teilen (dividieren):
BMI = 70 kg : 3,24 m² = 21,60 kg/m²
Die Ursache für erhöhtes Gewicht liegt meist in einer Störung der Energiebilanz (Nahrungszufuhr zu hoch und/oder zu gute Nahrungsverwertung). Neben viel Bewegung und eingeschränkter Energiezufuhr – weniger

Der Body-Mass-Index gibt Auskunft, ob Sie zu dünn, gerade richtig oder zu dick sind: Nehmen Sie ein Lineal zu Hilfe, das Sie links bei Ihrer Größe und rechts bei Ihrem Gewicht anlegen.

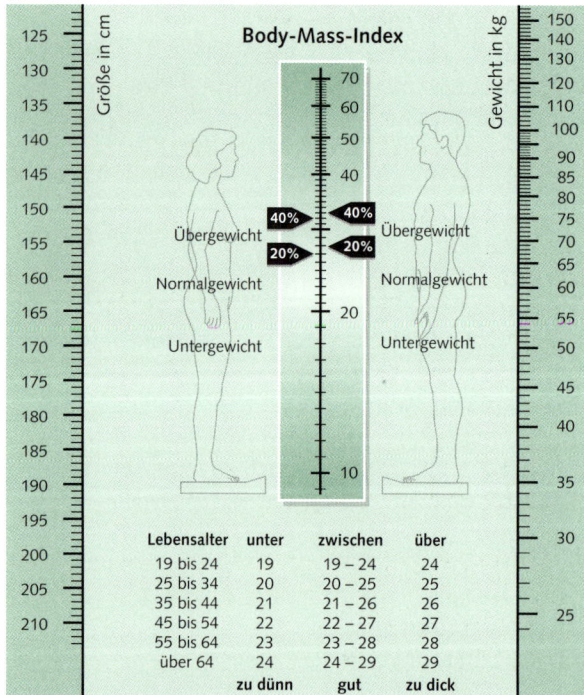

und vollwertig essen – hilft die Biochemie.
• Das Adipositas-Schema (Kasten), über mehrere Wochen bis Monate eingehalten, normalisiert den Stoffwechsel, reguliert die Ausscheidung über Darm und Nieren und bringt den Energiehaushalt wieder in den Normbereich.
• Zur Straffung des Bauch- und Oberschenkelgewebes: Salbe Nr. 1 (Calcium fluoratum), morgens und abends einmassieren.

> **Adipositas-Schema**
> • vor dem Frühstück: Kalium phosphoricum D6
> • vor dem Mittagessen: Natrium phosphoricum D6
> • vor dem Abendessen: Natrium sulfuricum D6
> Jeweils 5 Tabletten in heißem Wasser auflösen (nicht mit Metall-Löffel umrühren), warm schluckweise trinken.

Gelenkerkrankungen (Arthropathien)

Bei der Arthrose handelt es sich um eine nichtentzündliche Erkrankung des Gelenks, bei der sich die Gelenksubstanz verändert, so daß das Gelenk entartet (degeneriert). Am häufigsten betroffen sind die Finger-, Hand-, Schulter-, Knie- und Wirbelgelenke. Symptome: Schmerzen, Morgensteifigkeit, auch Anschwellen des Gelenks. Die Ursachen sind meist altersbedingt und oft durch (ehemaligen) Leistungssport provoziert: Abnutzung durch Überbeanspruchung, Verletzungen und Unfälle, einseitige Ernährung und – meist daraus folgend – Darm-Pilze (vor allem Candida-Arten).
Die Arthritis hingegen ist eine entzündliche Erkrankung mit weicher Schwellung des umliegenden Gewebes, die mit Ruhe- und Spontanschmerz, oft mit einer Rötung des Gelenkbereichs und gelegentlich mit Fieber verbunden ist. Anhaltende therapeutische Erfolge sind nur bei rechtzeitiger Behandlung, also bei Beginn oder wenige Wochen nach Beginn der Beschwerden, zu erwarten.

■ **Zum Arzt**
• *bei allen Gelenkbeschwerden*

• Das Basismittel zum Aufbau der Gelenkknorpel: Silicea D12 (während der gesamten Behandlungsdauer über Wochen bis Monate).
• Bei Schmerzen, die sich generell durch Bewegung verschlimmern: Ferrum phosphoricum D12 als Anfangsmittel, nach einer Woche Kalium chloratum D6; zusätzlich bei diagnostizierter Arthrose: Silicea D12 als Basismittel (siehe oben).

Bei Gelenkschmerzen ist es wichtig, rechtzeitig mit der Behandlung zu beginnen.

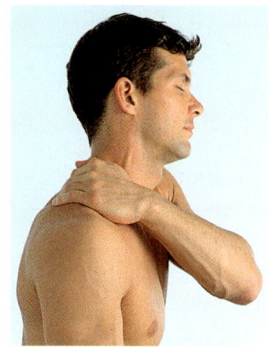

- Bei lähmenden Schmerzen, die vor allem beim Aufstehen nach dem Sitzen auftreten, sich bei leichter Bewegung bessern, aber bei körperlicher Anstrengung schlimmer werden: Kalium phosphoricum D6.
- Bei Schmerzen mit Taubheits- oder Kältegefühl oder Kribbeln, nachts schlimmer: Calcium phosphoricum D6.
- Bei Schmerzen, die plötzlich ins Gelenk schießen und dann die Stelle wechseln (mal über dem, mal seitlich am Gelenk): Magnesium phosphoricum D6.
- Bei Schmerzen, die sich bei Wärme und am Abend verschlimmern, bei Kälte aber bessern: Kalium sulfuricum D6.
- Bei Gicht mit Schmerzen, die durch Harnsäureablagerungen in den Gelenken ausgelöst werden, oft im großen Zeh (das Gelenk ist gerötet, geschwollen und schmerzt): Natrium phosphoricum D6 und Silicea D12 in zweistündlichem Wechsel jeweils 2 Tabletten einnehmen.

Zum Arzt

- Bei Schleimbeutel-Entzündung des Kniegelenks (Bursitis praepatellaris) mit Spannungsschmerzen beim Beugen, Druckschmerzen und ödematöser Schwellung an der Kniescheibe: Kalium chloratum D6, zusätzlich mit Salbe Nr. 4 (Kalium chloratum D6) einreiben.
- Bei rheumatischen Beschwerden, die sich immer bei feuchter Witterung verschlimmern: Natrium sulfuricum D6.

Zum Arzt

- *bei Verschlimmerung am ersten Tag trotz Behandlung*
- *falls nach 1 bis 3 Tagen keine Besserung eintritt*

Gerstenkorn/Hagelkorn (Hordeolum/Chalazion)

Beim Gerstenkorn handelt es sich um eine akute eitrige Entzündung der Talg- oder Schweißdrüsen des Augenlids mit Verhärtung/Knötchenbildung. Nicht unbedingt eitrig entzündet ist das Hagelkorn (Chalazion).

- Sofort Calcium fluoratum D12 und Silicea D12 in halbstündlichem Wechsel jeweils 1 Tablette einnehmen bis zur Besserung.

• Chronisch, ohne Entzündungszeichen, mit reizlosem derbem Knoten (Hagelkorn): Calcium fluoratum-Salbe.

Haarausfall (Alopecia)

Von krankhaftem Haarausfall spricht man, wenn mehr als 100 Haare täglich ausfallen. Die Ursachen können medikamentös (etwa Schilddrüsenpräparate, Zytostatika, Betablocker) oder toxisch (Thallium-, Arsen-Vergiftung) bedingt sein. Auch bei chronischen oder nach schweren akuten Infekten kann Haarausfall auftreten. Beim kreisrunden Haarausfall ist der Haarverlust auf eine runde Stelle begrenzt, etwa in der Größe einer Münze (größere und kleinere Areale), der Verlauf geht in Schüben vor sich. Die Ursache ist unbekannt.
• Bei diffusem Haarausfall: Natrium chloratum D6; äußerlich Silicea-Salbe oder/und Silicea D12, abends 2 Tabletten. Zur Unterstützung: Natrium chloratum D6 als Haarpackung (Seite 70), 2mal wöchentlich.
• Bei kreisrundem Haarausfall: Kalium phosphoricum D6; äußerlich Salbe Nr. 5 (Kalium phosphoricum D6), in die befallene Kopfhaut morgens und abends leicht einreiben.

Haare brüchig/gespalten (Trichoschisis/Trichoklasie)

Warum Haare brüchig werden oder die Haarspitzen sich spalten, weiß man nicht genau. Vermutet werden Einflüsse von Giftstoffen (Toxinen), die von innen (über die Nahrung) oder von außen (Färbemittel, Dauerwelle) auf die Haare einwirken. Häufiges Waschen trocknet die Haare aus, UV-Strahlung und extreme Klimaeinflüsse ebenfalls. Auch schwere Krankheiten können das Haarwachstum stören.
• Silicea D12, über mehrere Wochen einnehmen.

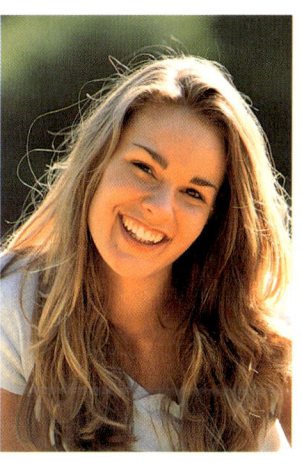

Schönes Haar mit Silicea

Hämorrhoiden

Die verschiedenen Stadien von Hämorrhoiden, krampfaderähnlichen, knotenförmigen Erweiterungen des Venengeflechts am unteren Mastdarm und am After, kann nur ein Arzt klären. Anzeichen sind Juckreiz im Afterbereich, Brennen, Nässen, Schmerzen oder Blutung beim Stuhlgang.

■ **Zum Arzt**

Wichtig: Sauberkeit, ballaststoffreiche Kost, Bewegung

- Wichtig: Nach jedem Stuhlgang den Afterbereich mit einer pH-neutralen Flüssigseife reinigen.
- Zur Behandlung gehören (neben den folgenden Salzen) regelmäßige Analhygiene, ballaststoffreiche Kost, – ohne scharfe Gewürze – und Bewegung.
- Zur Festigung des Venengewebes: innerlich Calcium fluoratum D12, äußerlich Salbe Nr. 1 (Calcium fluoratum D12) nach jeder Reinigung.
- Bei entzündlich gereizten Knoten: Salbe Nr. 3 (Ferrum phosphoricum).

Haut, trockene (Xerodermie)

Trockene Haut tritt häufig im Alter auf, aber auch bei Durchblutungsstörungen, als Begleitsymptom bei verschiedenen Hauterkrankungen und bei zu wenig Flüssigkeitsaufnahme. Auch häufiges Duschen kann zu trockener Haut führen.
- Um den Flüssigkeitshaushalt im Körper zu regulieren, damit die Hautfeuchtigkeit sich mit der Zeit normalisiert: Natrium chloratum D6 (unterstützend die Salbe).

Hautausschläge (Exantheme)

Zum Arzt

- *bei Gürtelrose oder Schuppenflechte*

In der konventionellen Medizin wird unterschieden zwischen einer Reihe von Hautausschlägen (zum Beispiel trockene und nässende Ekzeme, Eritheme oder Flechten), die auf verschiedene Ursachen zurückzuführen sind. In der Biochemie ist für die Behandlung in erster Linie das Aussehen der Haut ausschlaggebend.
- Die Haut schuppt ständig, unter den Schuppen ist sie schmierig und klebrig: Kalium sulfuricum D6.
- Bei Hautschüppchen, die nach dem Platzen von Bläschen auftreten: wenn der Belag über den Schuppen mehlartig ist: Kalium chloratum D6; wenn die Schüppchen weiß sind: Natrium chloratum D6.
- Bei weißlich-gelben Krusten: Calcium phosphoricum D6.
- Bei aufgeplatzten Bläschen mit Eiterkrusten: Silicea D12.

Schuppenflechte-Schema
- morgens: Magnesium phosphoricum D6
- mittags: Calcium phosphoricum D6
- abends: Kalium sulfuricum D6
jeweils 2 Tabletten täglich

- Bei nässenden Hautausschlägen: Natrium sulfuricum D6; falls es nicht hilft: Natrium phosphoricum D6.
- Bei Hautausschlägen, die nach Impfungen auftreten: Kalium chloratum D6.
- Bei Hautausschlägen im Zusammenhang mit einer Gürtelrose unterstützt die ärztliche Behandlung: Natrium chloratum D6.
- Bei Hautabschuppungen und -entzündung durch Schuppenflechte unterstützt das Schuppenflechte-Schema (Kasten Seite 64) die ärztliche Behandlung.

Hautjucken (Pruritus)

Jucken der Haut kann ein Begleitsymptom verschiedener Haut- und innerer Erkrankungen sein. Lassen Sie unbedingt die Ursache vom Arzt klären.
- Um die Haut zu beruhigen und den Juckreiz zu verringern: Magnesium phosphoricum D6, als Salz und als Salbe.
- Bei Hautjucken im Alter: Calcium phosphoricum D6, als Salz und als Salbe. Wichtig im Alter: ausreichend trinken (mindestens 1,5 Liter pro Tag – Wasser, Kräutertee, Saft ohne Zucker)!

Hautschrunden, rissige Haut, Hornhaut

Rissige Haut und Hautschrunden – meist an Fingerspitzen oder Füßen – treten auf, wenn die Haut austrocknet. Dies kann durch häufiges Geschirrspülen ebenso geschehen wie etwa durch Pilzinfektionen. Hornhaut dagegen ist eine Verhärtung der Haut, wenn empfindliche Stellen wie Fingerkuppen und Fersen stark belastet werden; übermäßige Hornhautbildung kann krankhaft bedingt sein (Hyperkeratose).
- Bei Hautschrunden, Einrissen und übermäßiger Hornhaut: Calcium fluora-

Bei der täglichen Flüssigkeitsmenge dürfen Kaffee und Alkohol ihrer harntreibenden Wirkung wegen nicht mitberechnet werden.

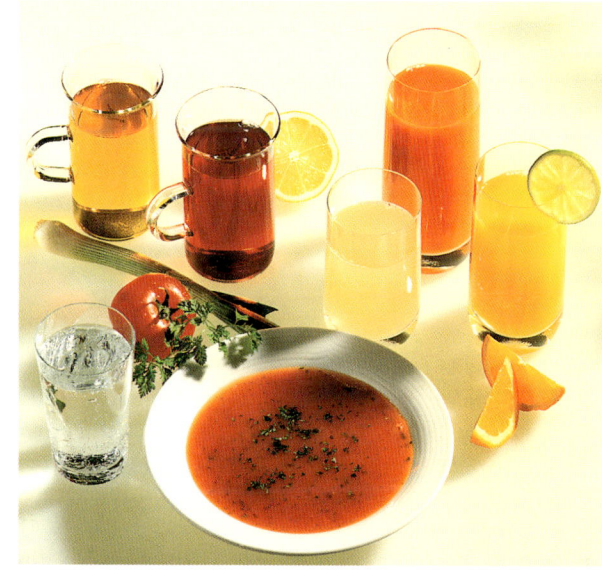

tum D12 innerlich; oft ist es ausreichend, die Salbe Nr. 1 (Calcium fluoratum D12) mehrmals täglich anzuwenden.
- Bei sehr trockener Haut: Natrium chloratum D6 über einige Wochen lang.
- Vermeiden Sie Reizeinflüsse wie häufiges Geschirrspülen; tragen Sie Gummihandschuhe.
- Lesen Sie auch: Haut, trockene auf Seite 64.

Heimweh (Nostalgie)

Heimweh, für Kinder manchmal quälender als eine Krankheit

Heimweh ist das quälende Gefühl von Sehnsucht zum Beispiel nach der vertrauten Umgebung oder einem vertrauten Menschen; Kinder leiden häufig darunter. Symptome sind Schlafstörungen, Trauer, Weinen und seelische Verstimmung.
- Symptome wie oben: Kalium phosphoricum D6.
- Bei innerer Verkrampfung: Magnesium phosphoricum D6.

Hühneraugen (Clavus pedis)

Als Reaktion der Haut auf zu enge Schuhe oder anderen Druck bilden sich an Zehen, Fußballen und/oder Fersen kegelartige Hornhautdorne, die beim Gehen schmerzen. Für die Behandlung müssen Sie etwas Geduld aufbringen: Falls eines der empfohlenen Salze oder eine Salbe keine Linderung bringt, versuchen Sie es mit den anderen.
- Mit weißer Kruste oder Auflagerung: Kalium chloratum D6,
- Mit gelblicher Kruste: Natrium sulfuricum D6.
- Mit eitrig entzündetem Rand, auch bei allgemein empfindlicher Haut: Silicea D12.
- Bei sehr harten Hühneraugen: Calcium fluoratum D12.

Husten (Tussis)

Bei Husten das Entzündungs-Schema berücksichtigen

Husten ist begleitendes Symptom der akuten und der chronischen Bronchitis, tritt aber auch bei Herzbeschwerden, Bronchialasthma und beim Einatmen von Staub und Fremdkörpern auf. Bei gleichzeitig leichtem Schmerz hinter dem Brustbein und erhöhter Temperatur besteht Verdacht auf eine Entzündung der Bronchialschleimhäute (Bronchitis).

Auch der Pseudokrupp, eine bei Kleinkindern plötzlich auftretende Kehlkopfentzündung mit Schwellung der Schleimhäute, ist – vor allem nachts – begleitet von einem tief tönenden, bellenden Husten.
- Bei normalem Husten: gehen Sie wie bei Entzündungen (Seite 19) vor.
- Bei Krampfhusten, der oft nachts auftritt: die »Heiße Sieben« (Seite 19), mehrmals im Abstand von einer halben Stunde trinken; bei Kindern genügt die halbe Tablettendosis.
- Bei Pseudokrupp: Kalium chloratum D6, im akuten Fall bis zum Eintreffen des Arztes 5 Tabletten in heißem Wasser auflösen, so warm/heiß wie möglich schluckweise trinken lassen; sorgen Sie für Befeuchtung der Raumluft (Dusche laufen lassen, Topf mit dampfendem Wasser aufstellen) und wirken Sie beruhigend auf das Kind ein.

■ Sofort zum Arzt

- *bei Herzbeschwerden*
- *bei Bronchialasthma*
- *bei Pseudokrupp*

Hyperaktivität

Hyperaktivität bei Kindern scheint eine ernährungsbedingte Krankheit zu sein, die für unsere Zeit typisch ist. Kennzeichen sind körperliche und psychische Unruhe. Als Auslöser werden Phosphate, neuerdings auch andere Stoffe in der Nahrung diskutiert. Besonders im Verdacht stehen Calciumphosphat (ein häufiger Zusatzstoff bei Nahrungsmitteln), eine vitamin- und mineralstoffarme Ernährung (beispielsweise durch häufiges Fastfood) sowie Einflüsse durch Darmpilze. Hyperaktivität kommt auch bei psychisch und organisch bedingten Erregungszuständen vor, deren Ursache nicht sicher geklärt ist.
- Erste Maßnahme: in der Ernährung des Kindes phosphathaltige Lebensmittel oder Getränke (beispielsweise Cola, Wurst) weglassen.
- Kalium phosphoricum D6 über einige Wochen, bis Besserung eingetreten ist.

Schon das Weglassen von Cola und Wurst kann helfen

Insektenstiche (Urticarielle Papel)

Insektenstiche verursachen Rötung und Schwellung, Juckreiz und/oder Schmerz. Bei Stichen von Mücken und Bremsen ist die Biochemie ausreichend, bei anderen Stichen als Unterstützung empfehlenswert. Bei Stichen in Mund und Rachen sofort zum Arzt!

■ Sofort zum Arzt

- *bei Stichen von Wespen, Hornissen und Bienen*
- *bei Stichen in Mund und Rachen*

• Zur äußeren Behandlung: Salbe Nr. 8 (Natrium chloratum D6); haben Sie die Salbe nicht zur Hand, dann lösen Sie einige Natrium chloratum-Tabletten in warmem Wasser oder Speichel auf und streichen diesen Brei mehrmals täglich auf die Stichstelle.

Knochenerkrankungen (Osteopathien)

Zum Arzt
• *bei Knochenbrüchen*

Knochenbrüche (Frakturen) zählen zu den häufigsten Knochenerkrankungen. Die Symptome sind heftige Schmerzen an der Bruchstelle sowie abnorme Beweglichkeit und Fehlstellung des Gelenks. Frakturen erfordern stets eine ärztliche Behandlung, die mit Schüßler-Salzen sehr gut unterstützt werden kann. Knochenhaut-Entzündungen (Periostitiden), die sich durch Schmerzen an der Haut direkt über dem Knochen äußern, treten vorwiegend an hautnahen Knochen (wie dem Schienbein) auf und können durch direkte äußere Einwirkung (Fall, Sturz, Reibung) entstehen.

Knochenwachstumsstörungen bei Kindern und Jugendlichen – oft vorübergehender Natur – machen sich durch meist nächtliche Schmerzen vorwiegend an den Beinen bemerkbar. Außer den Schmerzen gibt es keinen krankhaften Befund. Als Ursachen werden Belastungen der Knochen während des Längenwachstums angenommen. Bösartige Knochenerkrankungen müssen vom Arzt ausgeschlossen werden. Die Biochemie fördert das Knochenwachstum und die Ernährung des Knochens, was die Schmerzen häufig zum Abklingen bringt.

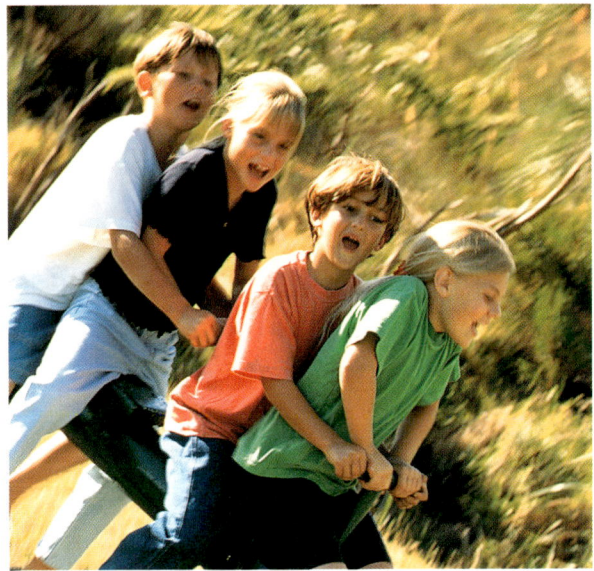

Mit biochemischen Salzen können auch Wachstumsprobleme bei Kindern behandelt werden.

• Bei Entzündungen der Knochenhaut (Periostitis): Silicea D12.
• Wenn Knochen leicht brechen, bei Knochenerweichung (Osteomalazie; mit Knochenschmerzen, Kno-

chenverformung und Watschelgang) und Knochenschwund (Osteoporose; mit Schmerzen von Muskeln, Sehnen und Gelenken, Schmerzen nach Brüchen und Krümmung der Wirbelsäule): Calcium fluoratum D12, Calcium phosphoricum D6 und Silicea D12 im Wechsel über den Tag verteilt einnehmen (je 2mal 2 Tabletten).
• Nach Knochenbrüchen: Calcium phosphoricum D6, läßt die Bruchenden schneller zusammenwachsen.
• Bei Kindern während des Wachstums mit Schmerzen an Armen und Beinen: Calcium phosphoricum D6; die Salbe unterstützt die Knochenbildung, die schmerzhaften Extremitäten 2mal täglich sorgfältig damit einreiben.

Kopfschmerzen (Cephalgie)
Kopfschmerzen sind stets Ausdruck einer Störung im Körper. Ursachen sind häufig nervöse Anspannung, Streß, Kreislaufkrisen, hoher oder niedriger Blutdruck. Bei Migräne handelt es sich um eine Erkrankung mit Kopfschmerzattacken, begleitet von Symptomen wie Schwindel, Übelkeit, Lichtscheu, Erbrechen und Schwitzen. Eine ärztliche Abklärung der Ursachen ist bei unklaren Kopfschmerzen und Migräne stets notwendig. Harmlose Kopfschmerzen indes treten auch nach übermäßigem Alkohol- und Nikotingenuß auf oder infolge von Wettereinflüssen. Für die Auswahl der biochemischen Salze sind die Begleitsymptome und die Art des Schmerzes von Bedeutung:
• Bei allen Kopfschmerzen als Akutmittel: Magnesium phosphoricum D6 als »Heiße Sieben« (Seite 19), auch mehrmals täglich im Abstand von einer halben Stunde.
• Bei Hitzegefühl, Gesichtsröte, Druck, Klopfgefühl (Pochen) oder Stechen im Kopf, das sich beim Bücken und bei Bewegung verschlimmert: Ferrum phosphoricum D12.
• Bei Schmerzen mit Erbrechen von Galle (gelber Schleim): Natrium sulfuricum D6.
• Bei Schmerzen mit Erbrechen von durchsichtigem, wasserähnlichem Schleim: Natrium chloratum D6.
• Bei Schmerzen mit Erbrechen von Nahrung: Ferrum phosphoricum D12.
• Bei Schmerzen mit Auswürgen von weißem Schleim: Kalium chloratum D6.

■ **Zum Arzt**

• *bei Kopfschmerzen ohne erkennbare Ursache*
• *bei hohem Blutdruck*

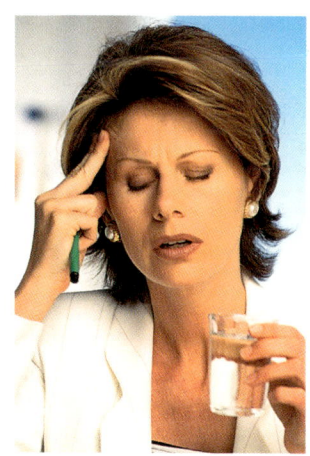

Kopfschmerzen weisen stets auf eine Störung im Körper hin.

- Bei heftigen und in Attacken einschießenden Kopfschmerzen, die immer wieder an anderer Stelle auftreten: Magnesium phosphoricum D6.
- Bei blassen, reizbaren Menschen: Kalium phosphoricum D6.
- Bei Schmerzanfällen, die mit großer Schwäche einhergehen: Kalium phosphoricum D6.
- Bei Schmerzen, die sich in Wärme und abends verschlimmern und in kühler Luft bessern: Kalium sulfuricum D6.
- Bei gleichzeitiger Verstopfung und wenn die Zunge mit hellem Schleim belegt ist: Natrium chloratum D6.

Kopfschuppen (Squama)

Ein gewisses Maß an Kopfschuppen ist normal. Schuppt die Kopfhaut aber übermäßig, so daß kurz nach dem Waschen bereits neue Schuppen auftreten, können dem verschiedene Ursachen zugrundeliegen. Bei der Seborrhoe und der seborrhoischen Dermatitis liegt eine krankhafte Absonderung der Kopfhauttalgdrüsen mit Abschuppung vor.
Bei der Schuppenflechte (Psoriasis) tritt die Schuppung nicht nur am Kopf, sondern auch an Handtellern, Fußsohlen, Ellen- und Kniebeugen auf. Es bestehen gleichzeitig mehrere Herde.

- Bei Kopfschuppen, auch mit trockener Kopfhaut: 2mal wöchentlich eine Haarpackung auflegen, über Nacht einwirken lassen.
- Bei winzigen Hautschuppen, die wie Kleie aussehen: Natrium sulfuricum D6.
- Bei Schuppenflechte mit Kopfhautbeteiligung: Biochemische Haarpackung (Kasten), jedoch mit Kalium sulfuricum D6 statt Natrium chloratum D6.

> **Biochemische Haarpackung**
> - Abends 10 bis 20 Tabletten Natrium chloratum D6 in einer Kaffeetasse mit heißem Wasser auflösen, auf Handwärme abkühlen lassen, ins Haar einmassieren und den Kopf mit einem Handtuch einhüllen.
> - Am nächsten Morgen die Haare normal waschen.

Krampfadern (Varicosis, Varizen)

Bei Varikose sind die oberflächlichen Beinvenen erweitert, die Venenklappen schließen nicht mehr vollständig. Dadurch kommt es zu prall gefüllten, bläulich

schimmernden Venen an Ober- und Unterschenkeln und dem Gefühl, daß die Beine schwer sind. Bevorzugt nachts können Spannungsgefühl und Wadenkrämpfe hinzukommen. Betroffene klagen häufig über Schmerzen in den Kniekehlen und geschwollene Beine, vor allem nach langem Stehen und nachts. Ursache ist in 90 Prozent der Fälle eine konstitutionelle, oft ererbte Bindegewebs- und Venenwandschwäche; auch hormonelle Einflüsse (etwa bei Schwangerschaft) und mechanische (bei stehenden Berufen) kommen in Frage. In schweren Fällen wegen der Gefahr von Venenentzündung und/oder Thrombose einen Arzt aufsuchen! Besenreiser-Varizen sind kleine, erweiterte Venen an Fußrändern und Oberschenkeln (meist bei Frauen), die selten Schwierigkeiten verursachen. Sie werden in der Regel nur als ein kosmetisches Problem betrachtet. Die biochemische Behandlung bekämpft die Bindegewebs- und Venenwandschwäche.
• Zur Festigung der erschlafften Venenwände: Calcium fluoratum D12 und Silicea D12.
• Bei Krampfadern und Besenreiser-Varizen: zusätzlich die Salbe Nr. 1 (Calcium fluoratum D12) morgens und abends leicht in die Beine einklopfen.
• Wenn zusätzlich die Beine geschwollen sind: lesen Sie bitte auch »Schwellungen«, Seite 82.

■ **Zum Arzt**

• *in schweren Fällen*

Kreislaufschwäche (Regulationsstörung)
Für vorübergehende Kreislaufschwächen mit Schwindel und Benommenheitsgefühl können verschiedene Ursachen verantwortlich sein: plötzliches Aufrichten nach langem Bücken, körperliche Überanstrengung, hoher und niedriger Blutdruck, Schwäche nach schweren Krankheiten.
• Zur Kräftigung nach Überanstrengung und Schwächung: Kalium phosphoricum D6.

■ **Zum Arzt**

• *bei hohem Blutdruck*

Lichtempfindlichkeit (Photodynie, Photosensibilität)
Lichtempfindlichkeit kann ohne besondere Gründe auftreten, ist aber auch Zeichen von Überanstrengung und Begleitsymptom von Krankheiten (beispielsweise Migräne, Tränenträufeln, Lidkrampf).
• Generell bei harmloser Lichtempfindlichkeit ohne andere Symptome: Natrium chloratum D6.

- Nach Überanstrengung der Augen: Kalium phosphoricum D6.

Lippen, trocken und rissig (Cheilosis)
Sonne, Regen und Wind können dazu beitragen, daß bei empfindlichen Menschen die Lippen austrocknen, schließlich aufplatzen und sich entzünden. Die tägliche Anwendung von Fettstiften bessert das Übel nicht auf Dauer, da die Lippen dann langfristig nur noch reduziert eigene Feuchtigkeit bilden.
- Bei aufgesprungenen und verhärteten Lippen: Salbe Nr. 1 (Calcium fluoratum D12) 3 bis 10 Tage lang anwenden; bei Verhärtung auch länger.
- Zur Nachbehandlung: Salbe Nr. 8 (Natrium chloratum D6), nach 2 bis 3 Wochen absetzen; Natrium chloratum D6-Tabletten regen die Feuchtigkeitsbildung an.

Zum Arzt
- *bei Verdacht auf Blinddarm-Entzündung*

Magen- und Darmschleimhaut-Entzündung (Gastritis, Enteritis, Colitis, Appendizitis)
Entzündungen der Magen- und Darmschleimhaut können sich in Übelkeit, Erbrechen, Bauchschmerzen (Druckgefühl und Schmerzen in Ober- und Mittelbauch) und Durchfall äußern. Die Ursachen sind vielfältig: verdorbene Speisen oder Getränke, Darmpilzerkrankungen, bei sensiblen Menschen Aufregung (Reizdarm), chronische Entzündungen. Nicht selten sind die genauen Ursachen nicht bekannt.
Bei Schmerzen im Unter- und Mittelbauch muß stets auch an eine Entzündung des Wurmfortsatzes (Appendizitis) gedacht werden, fälschlich als Blinddarm-Entzündung bezeichnet.
- Bei akutem Magen- oder Darmkatarrh mit Schmerzen (eventuell mit Fieber und Erbrechen, das nach dem Essen auftritt): Ferrum phosphoricum D12 als Basismittel, am ersten Tag halbstündlich bis stündlich eine Tablette.
- Vom zweiten Tag der Erkrankung an, vor allem bei weißem Zungenbelag: das Basismittel und Kalium chloratum D6 in 1- bis 2stündlichem Wechsel, jeweils 2 Tabletten (bei Kindern: je 1 Tablette) einnehmen.
- Wenn trockene Zunge mit körperlichem Schwächegefühl als Folgeerscheinung auftreten: Kalium phosphoricum D6.

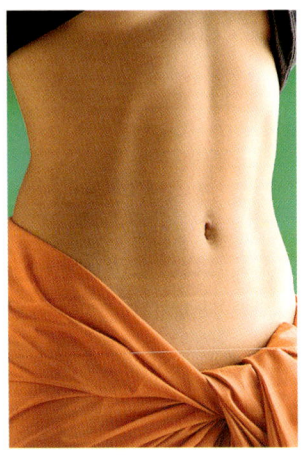

Bei Magen- und Darmstörungen haben sich Schüßler-Salze sehr bewährt.

- Bei krampfhaften Magenschmerzen ohne Fieber und mit reiner Zunge: Magnesium phosphoricum D6.
- Bei Magenschmerzen und Erbrechen von Schleim: Natrium chloratum D6, stündlich 1 Tablette.

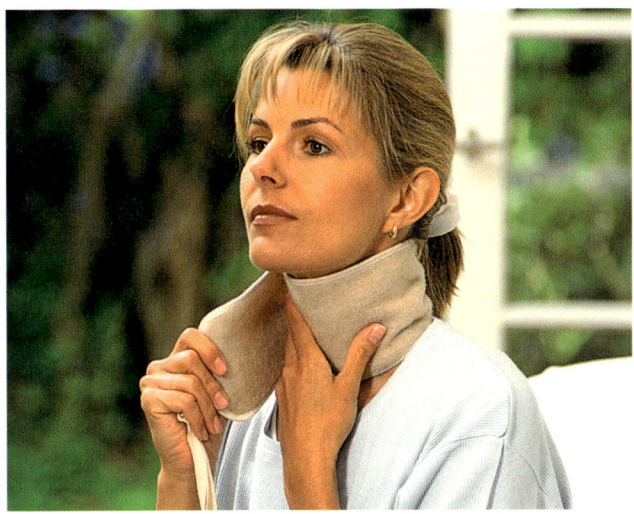

Ein Wickel (Seite 23) kann die Behandlung einer Mandelentzündung unterstützen.

Mandelentzündung (Tonsillitis)

Bei einer Entzündung der Mandeln (man unterscheidet Rachen-, Zungen-, Gaumenmandeln) sind meist die sichtbaren Gaumenmandeln im Schlund betroffen. Die Tonsillitis äußert sich mit Schmerzen im Bereich des Kieferwinkels sowie in Schwellung und Rötung der beiden Gaumenmandeln. Wurden die Mandeln operativ entfernt, kann auch an den Narben eine Entzündung auftreten (Seitenstrang-Angina). Bei schweren Mandelinfektionen mit Fieber, starken Schluckbeschwerden, starken Schmerzen und zugeschwollenem Hals besteht die Gefahr, daß die Erreger wandern und dann Herz-, Nieren- und Gelenkbeschwerden verursachen. Deshalb: bei schwerer Mandelentzündung zum Arzt!

- Bei Rötung, Schwellung und Schmerzen: Ferrum phosphoricum D12.
- Bei weißgrauen Belägen auf den Mandeln: Kalium chloratum D6.
- Wenn nach einigen Stunden keine Besserung eintritt: Natrium phosphoricum D6, in den ersten 12 Stunden viertelstündlich einnehmen, dann 6mal 1 Tablette.

■ Zum Arzt

- *bei schwerer Mandelentzündung*

Melancholie, seelische Verstimmung (Depression)

Zum Arzt
- *bei schwerer Depression*

Depressionen sind psychische Störungen mit trauriger, niedergedrückter Stimmung, Angst, Antriebsminderung und schnellem Ermüden. Als Ursachen werden Veränderungen im Stoffwechsel des Gehirns, diverse Vorerkrankungen und hormonelle Einflüsse diskutiert. Während einer Depression auch schwere psychische Störungen zugrundeliegen können, gilt die Melancholie eher als »nicht krankhafte Form« der Depression, als eine Stimmungsschwankung mit Schwermut, die jeden vorübergehend einmal treffen kann.

- Bei Depression nach Erschöpfung (geistig, seelisch, körperlich): Kalium phosphoricum D6.
- Wenn Kalium phosphoricum D6 nicht hilft: Kalium sulfuricum D6.
- Melancholie/Depression mit Weinerlichkeit: Natrium chloratum D6.
- Bei Depression oder Melancholie, die nach Kopf- oder Wirbelsäulenverletzungen auftrittt: Natrium sulfuricum D6.
- Bei anderen Formen von Depressionen (Neurosen, psychischen Grunderkrankungen, schweren Depressionen) muß ein Arzt oder Psychotherapeut konsultiert werden!

Menstruationsbeschwerden (Dysmenorrhoe)

Zum Arzt

Krampfartige Unterbauchschmerzen, die meist zu Beginn der Regelblutung stärker ausgeprägt sind und von Unwohlsein, Kopfschmerzen, Übelkeit und Verdauungsstörungen begleitet sein können, bezeichnen Mediziner als Dysmenorrhoe. Ein Gynäkologe muß in allen Fällen zuerst einmal klären, ob organisch alles in Ordnung ist.

- Einige Tage vor und während der Periode: Magnesium phosphoricum D6, 2mal täglich als »Heiße Sieben« (Seite 19) einnehmen.
- Bei blassen, weinerlichen und reizbaren Frauen wirkt Kalium phosphoricum D6 besser als Magnesium phosphoricum; 2mal täglich als »Heiße Sieben« (Seite 19) einnehmen.
- Bei erhöhtem Herzschlag während der Beschwerden und deutlicher Gesichtsröte: Ferrum phosphoricum D12.

Mundschleimhaut-Geschwüre (Aphthen)
Die Ursachen dieser schmerzhaften, rötlich-gelben Erhebungen sind vielfältig, häufig sind es kleine Verletzungen, eine Nahrungsmittelallergie oder die (allergische) Reaktion auf körperfremde Metalle (wie Amalgam) in den Zähnen.
• Bei weißlichen oder weißgrauen Aphthen: Kalium chloratum D6.
• Bei gelben Aphthen: Natrium phosphoricum D6.
• Bei hellrotem Rand an den Aphthen: Kalium phosphoricum D6.

Muskelerkrankungen (Myopathien)
Kennzeichen von Muskelerkrankungen sind Schmerzen, Schwächegefühl und Verspannung, teils mit knötchenartiger Verhärtung der Muskulatur (Hartspann). Eine häufig auftretende muskuläre Störung ist der Muskelkater nach körperlicher Belastung. Muskelkrämpfe können durch extremen Flüssigkeitsverlust und Durchblutungsstörungen ausgelöst werden; Muskelprellungen, -faserrisse und -zerrungen entstehen durch Sturz oder Fall, zum Beispiel beim Sport.
• Bei Muskelkater nach Überanstrengung: Ferrum phosphoricum D12 im Wechsel mit Magnesium phosphoricum D6.
• Bei Muskelverspannung und Verkrampfung (zum Beispiel Wadenkrampf): Magnesium phosphoricum D6.
• Bei Krämpfen nach Überanstrengung: Kalium phosphoricum D6.
• Bei Muskelkrämpfen, die nicht auf Magnesium reagieren: Calcium phosphoricum D6, hilft auch bei Zahnungskrämpfen von Kleinkindern.
• Bei Muskelschwäche (zum Beispiel Schwächegefühl in Armen und Beinen bei jeder Bewegung), auch nach langer Bettlägerigkeit: Kalium phosphoricum D6.
• Bei Muskelzuckungen: Magnesium phosphoricum D6.

Nägel, brüchig und rissig (Onychorrhexie)
Finger- und Fußnägel, die an den Rändern leicht brechen oder einreißen und deren Spitzen porös sind, zeigen eine Ernährungsstörung an, die häufig verbunden ist mit schlechter Durchblutung (kalte Hände, kalte Füße) und/oder schlechter Nährstoffausnutzung. Auch

■ **Zum Arzt**

• *bei Muskelzerrungen und Muskelfaserrissen*

TIP

Unterstützen Sie bei Muskelerkrankungen die Einnahme durch Anwendung der Salben.

Mineralstoffmangel und Nagelpilze (Seite 76) können zu brüchigen und rissigen Nägeln führen.
- Bei brüchigen, schlecht wachsenden und rissigen, auch gelblich verdickten Nägeln: Salbe Nr. 11 (Silicea D12) mehrmals täglich auftragen.
- Ist die Wirkung von Silicea unzureichend: Salbe Nr. 1 (Calcium fluoratum D12).
- Zur Unterstützung der Behandlung bei Durchblutungsstörungen: Wechselfußbäder, Bürstenmassage der Zehen und Finger.

Nagelpilze (Nagelmykosen, Onychomykosen)

Pilzerkrankungen der Finger- und Fußnägel holt man sich häufig in Schwimmbädern, Saunen und Römischen Dampfbädern. Ein Befall zeigt sich in einer verdickten, auch bröckeligen Nagelplatte. Zur Identifizierung werden vom Arzt oder Heilpraktiker Nagelproben zur Untersuchung an ein Labor eingeschickt. Das Resultat ist für die schulmedizinische Behandlung entscheidend: Nach pilzabtötenden Cremes und Lösungen verordnen Fachärzte oft systemisch wirkende Antimykotika (Antipilzmittel), deren Nebenwirkungen beachtlich sein können! Die Biochemie hat – bei etwas Geduld – schon vielen Menschen Heilung gebracht.
- In vielen Fällen erfolgreich: Salbe Nr. 1 (Calcium fluoratum D12), 2- bis 4mal täglich auf die Nagelplatte reiben, 3 bis 6 Monate lang durchführen.

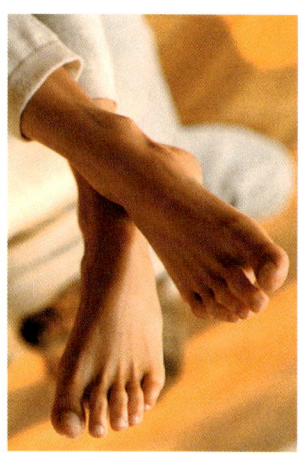

Wenn sich (Fuß-)Nägel unschön verändern, sind Nagelpilze eine häufige Ursache; Calcium fluoratum hilft.

Narben (Narbenkeloid)

Normalerweise heilt die Haut nach fachgerechter Behandlung einer Verletzung komplikationslos ab. Verzögert sich die Wundheilung jedoch oder bleiben häßliche Narben zurück, bedarf die Haut zusätzlicher Hilfe, wie die Schüßler-Salze sie bieten:
- Zum Weichmachen und Glätten von verhärtetem Narbengewebe: Calcium fluoratum D12, über mehrere Monate anwenden.
- Gegen »wildes Fleisch« (Caro luxurians) an einer Narbe: Salbe Nr. 4 (Kalium chloratum D6) mehrmals täglich auftragen; kommt es nach drei Monaten nicht zur Besserung: Salbe Nr. 11 (Silicea).
- Bei kleinen Narben, die nicht völlig verschwinden: Salbe Nr. 2 (Calcium phosphoricum D6).

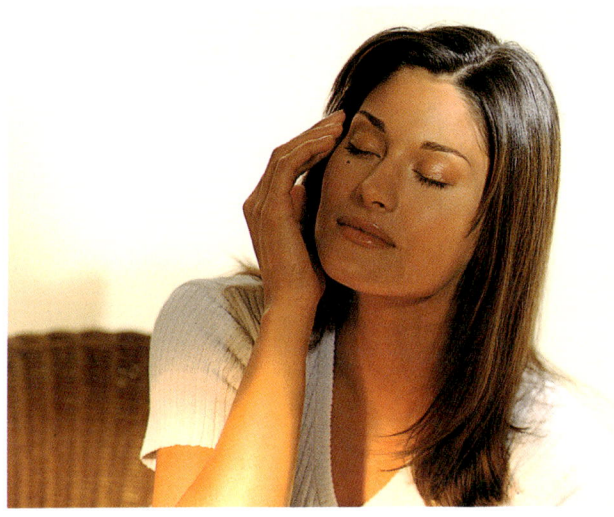

Autogenes Training lindert Nervosität und führt langfristig zu innerer Stabilisierung.

Nervosität (Neurasthenie)

Nervosität tritt meist bei sensiblen Menschen mit »schwachen Nerven« auf und ist in der Regel keine krankhafte Störung, die einer schulmedizinischen Behandlung bedarf. Biochemisch können auf sanfte Art psychische Stabilität und Gleichgewicht wieder hergestellt werden.
• Bei Kindern und Jugendlichen: Calcium phosphoricum D6.
• Bei Erwachsenen: Magnesium phosphoricum D6.
• Zur innerlichen Stabilisierung: Autogenes Training (Bücher, Seite 92).

Nesselausschlag (Urticaria)

Die Urticaria ist ein Ausschlag mit juckenden Quaddeln, der eine Überempfindlichkeit bestimmten Stoffen gegenüber anzeigt. Die Quaddeln sehen aus wie die kleinen Hauterhebungen nach Kontakt mit Brennesseln (urtica, lateinisch: Brennessel). Tritt der Nesselausschlag häufiger auf, sollte hautärztlich nach den Ursachen gefahndet werden (zum Beispiel nach Medikamenten-, Waschmittel- oder Haartönungs-Allergien).
• Kalium phosphoricum D6, gegen den Juckreiz zusätzlich die Salbe Nr. 5 (Kalium phosphoricum D6); falls die Wirkung unbefriedigend ist: Salbe Nr. 7 (Magnesium phosphoricum D6).

■ Zum Arzt

• *bei häufigem Ausschlag*

Zum Arzt

• *bei Schmerzen und Fieber*

Ohrenschmerzen (Otalgien)

Zu den häufigsten Erkrankungen der Ohren zählen die Entzündungen. Zu unterscheiden sind die Entzündungen des äußeren Ohres, des Gehörganges und die Mittelohrentzündung. Darüber hinaus gibt es Ekzeme (Ohrausschläge) und Ohrmykosen (Pilzbefall des Gehörgangs). Wenn bei Entzündungen des äußeren oder inneren Ohres Schmerzen oder Fieber auftreten, muß ein Arzt hinzugezogen werden, um Komplikationen auszuschließen. Schüßler-Salze haben hier – wie generell bei Infektionen – jeweils nur unterstützende Funktion.

• Bei Schmerz, Rötung des Ohres und Beeinträchtigung des Hörvermögens: Ferrum phosphoricum D12, viertelstündlich 1 Tablette.
• Bei entzündlich geschwollenem äußerem Gehörgang Silicea D12, viertelstündlich 1 Tablette.
• Wenn der Gehörgang eine gelbliche Flüssigkeit absondert: Kalium sulfuricum D6.
• Bei Entzündung mit Druckgefühl im Innenohr: Kalium chloratum D6 und Natrium phosphoricum D6, im Wechsel viertel- bis halbstündlich 1 Tablette.

Auch fetthaltige Kosmetika können zu Pickeln führen

Pickel (bei Akne, Menstruation)

Pickel, eitrige »Mitesser« und Pusteln treten meist während der Pubertät und bevorzugt im Gesicht, an der Brust und am Rücken auf. Hormonell bedingt entzünden sich Haarfollikel und Talgdrüsen. Auch fetthaltige Kosmetika können zur Pickelbildung führen. Die Akne von Jugendlichen heilt oft bis zum 25. Lebensjahr aus. Bei Frauen kann die hormonelle Umstellung vor und während der Periode zur Bildung von Pickeln führen, meist im Bereich von Kinn und Dekolleté.

• Nicht kratzen und die Pickel nicht ausdrücken, weil dies zu immer neuen Infektionen der Haut führt und so eine Verschlimmerung provoziert.
• Wichtig sind eine gründliche Gesichtsreinigung mit pH-neutralen Flüssigseifen und der Verzicht auf scharfe Gewürze, fettreiche Speisen und Süßigkeiten.
• Gesichtsdampfbäder mit Kamillentee als Zusatz reinigen und fördern die Ausscheidung von Talgpfropfen über die Haut, danach Salbe Nr. 11 (Silicea) für die Nacht dünn auftragen.

- Bei entzündeten Eiterpusteln: Silicea D12.
- Pickel klein und rötlich (vor allem in der Pubertät, bei Frauen vor und während der Regelblutung): Natrium phosphoricum D6; zusätzlich Gesichtsreinigung oder Dampfbad und anschließend für die Nacht Salbe Nr. 9 (Natrium phosphoricum) dünn auftragen.
- Bei verhärteten Aknepusteln: Calcium fluoratum D12.
- Bei rötlich umschriebenen und geschwollenen Entzündungsherden, großflächigen pickelähnlichen Entzündungen (Rosacea-Akne, Kupferfinnen – Diagnose durch Arzt oder Heilpraktiker): Natrium sulfuricum D6.
- Bei Menstruation: Natrium phosphoricum D6.

Gesichtsreinigung, Dampfbad oder Salbe für die Nacht

Platzangst (Agoraphobie)
Agoraphobie ist die Angst vor dem Aufenhalt auf öffentlichen Plätzen, in Menschenmengen oder vor dem Alleinreisen in Zug, Bus oder Flugzeug. Sie tritt oft auf, wenn ein Ausweichen, eine Flucht, nicht möglich ist (Aufzüge, Kaufhäuser, Tunnel). Neben dem Angstgefühl kann es zu motorischer Unruhe, Herzklopfen, Schwitzen, Zittern und trockener Kehle kommen. Als Ursache werden frühere negative Erfahrungen und unbewußte Konflikte angenommen.
- Schnelle Hilfe in akuten Fällen: Kalium phosphoricum D6, alle paar Minuten 1 Tablette im Mund zergehen lassen.
- Langzeitbehandlung (eventuell neben einer psychotherapeutischen Behandlung) über mehrere Monate: Kalium phosphoricum D6, 2mal täglich (zum Beispiel morgens und nachmittags) 5 bis 10 Tabletten in heißem Wasser auflösen und möglichst warm schluckweise trinken.

Prüfungsangst (Prüfungsphobie)
Prüfungsangst unterscheidet sich nicht von anderen Ängsten vor bestimmten Dingen. Sie tritt typischerweise wenige Tage vor Prüfungen oder Schularbeiten auf und äußert

Prüfungs-Schema
- Am Vorabend der Prüfung vor dem Schlafengehen: Magnesium phosphoricum D6 als »Heiße Sieben« (Seite 19).
- Am Morgen vor der Prüfung, möglichst nüchtern: Kalium phosphoricum D6, 10 Tabletten in heißem Wasser aufgelöst (nicht mit Metall-Löffel umrühren) möglichst warm schluckweise trinken.

sich in Schlafstörungen, Unruhe, Herzklopfen, Schwitzen und Zittern.
• Bei Schlafstörungen, Unruhe, Konzentrationsschwäche: Magnesium phosphoricum D6.
• Bei Unruhe, Herzklopfen, Zittern: Prüfungs-Schema.

Psychische Störungen (Psychische Alterationen)

Zum Arzt

• *bei schwerer psychischer Störung*

Stimmungsschwankungen, leichte Depressionen, Weinerlichkeit, erhöhte Empfindlichkeit und Ängstlichkeit können Sie mit Schüßler-Salzen selbst behandeln. Bei schweren psychischen Störungen (wie Neurosen, Psychosen, Schizophrenie), die nur der Arzt diagnostizieren kann, unterstützen Schüßler-Salze die Therapie mit Medikamenten und eine Psychotherapie.
• Bei Durchblutungsstörungen im Kopfbereich, erkennbar an Konzentrationsstörungen, Schwerhörigkeit und Kopfschmerzen: Magnesium phosphoricum D6 über mehrere Monate einnehmen.
• Bei niedrigem Blutdruck mit Schwächegefühl und Schwindel bei Lagewechsel (Aufstehen, Hinlegen): Kalium phosphoricum D6.

Scheide, trockene (Vulvadystrophie)

Zum Arzt

Die Wechseljahre können viele Beschwerden mit sich bringen.

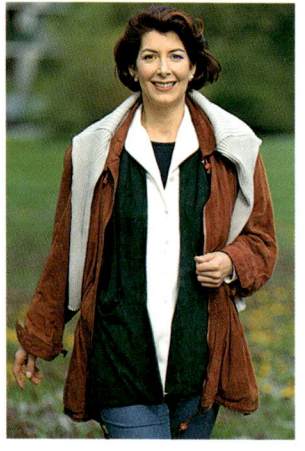

In den Wechseljahren kann die Scheide zu trocken sein, und die Schamlippen können sich entzünden. Brennen und Juckreiz stellen sich ein, gelegentlich treten auch Schmerzen beim Geschlechtsverkehr auf. Als Ursachen werden hormonelle Einflüsse diskutiert. Unbedingt einen Frauenarzt aufsuchen! Unterstützend kann die Biochemie helfen.
• Salbe Nr. 8 (Natrium chloratum) mehrmals täglich auf die äußeren Schamlippen auftragen, die äußere Anwendung ist ausreichend.

Schlafstörungen, nervöse (Asomnie)
Bei nervösen Schlafstörungen können Sie nicht einschlafen, werden nachts öfter wach oder wachen morgens zu früh auf, weil Ihnen zu viele Gedanken durch den Kopf gehen und Sie innerlich erregt sind. In der Naturheilkunde vergleicht man den Zeitpunkt der Schlafstörung mit der chinesischen Organuhr (Grafik Seite 81) und erhält so Anhaltspunkte auf mögliche organische Störungen.

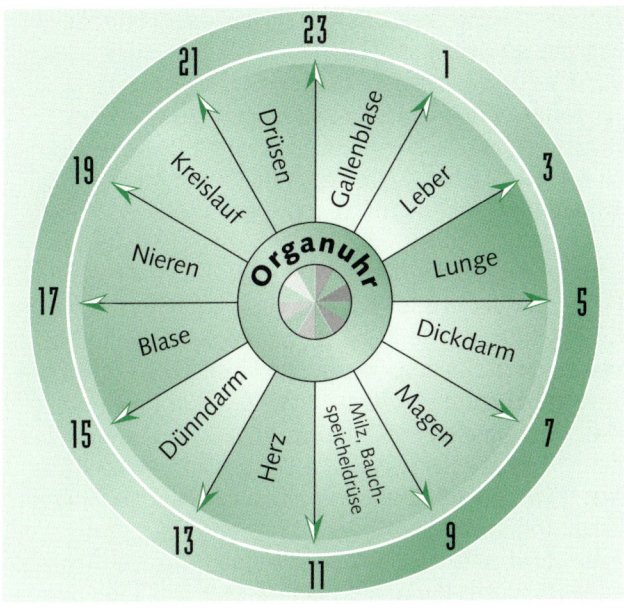

Wenn Beschwerden immer zu bestimmten Zeiten auftreten, zeigt Ihnen die chinesische Organuhr den Störenfried an: Regelmäßiges Aufwachen zwischen 1 und 3 Uhr deutet zum Beispiel auf eine überlastete Leber, zwischen 3 und 5 Uhr auf Probleme mit der Lunge.

Ursachen für Schlafstörungen können aber auch Erlebnisse aus Ihrem täglichen Leben sein, die Sie sehr beschäftigen: etwa Aufregung im Beruf oder in der Familie, Streitigkeiten und Sorgen. Die biochemischen Salze helfen Ihnen abzuschalten und lassen den Körper zur Ruhe kommen.
• Vor dem Schlafengehen: Kalium phosphoricum D6, 5 Tabletten in heißem Wasser auflösen, noch heiß schluckweise trinken.
• Wenn nach 4 Tagen keine Besserung eintritt: Magnesium phosphoricum D6, Einnahme wie oben.
• Bei Schlafstörungen zwischen 23 und 1 Uhr (Galle) sowie zwischen 1 und 3 Uhr (Leber): Natrium sulfuricum D6.

Schwäche bei Kindern (kindliche Neurasthenie)
Seelische und körperliche Schwäche bei Kindern zeigt sich darin, daß sie leicht weinen, gereizt und lustlos sind, sich von Spielkameraden zurückziehen und alleine sein wollen. Sie wirken körperlich schwach und sind blaß. Die Schwäche ist oft vorübergehend. Sie kann in den ersten Schuljahren, aber auch nach einer Infektionskrankheit auftreten und – manchmal nach

Wenn Kinder sich zurückziehen und allein sein wollen

Jahren – plötzlich von selbst wieder verschwinden. Die Ursache ist unbekannt. Mit Hilfe des Schüßler-Salzes werden Kinder nervlich wieder stabil.
• Calcium phosphoricum D6 bis zur Besserung der Beschwerden. Ist nach 4 bis 8 Wochen keine Besserung eingetreten, konsultieren Sie bitte einen biochemisch arbeitenden Arzt oder Heilpraktiker.

Schwellungen der Unterschenkel, dicke Beine (Unterschenkelödeme)

Geschwollene Unterschenkel treten als Symptom einer Venenwandschwäche besonders häufig bei sommerlicher Wärme und bei langem Stehen auf. Dabei versackt Blutflüssigkeit (seröse Flüssigkeit) im Gewebe der Beine. Es treten schmerzlose, nicht gerötete Schwellungen (Ödeme) auf. Sie können Hinweis auf eine Herzerkrankung sein.

Zum Arzt ■

• *bei Herzproblemen*

• Bewährtes Mittel bei dicken Beinen: Natrium sulfuricum D6, vormittags und nachmittags je 5 Tabletten in einer Tasse mit kochendem Wasser auflösen (nicht mit Metall-Löffel umrühren), noch warm schluckweise trinken; stellt sich keine Besserung ein, am gleichen Tag mehrmals wiederholen.
• Zusätzlich: Salbe Nr. 10 (Natrium sulfuricum D6) leicht in die Unterschenkel einklopfen.

Sodbrennen (Pyrosis)

Bei Sodbrennen fließt die für die Verdauung notwendige Magensäure in die Speiseröhre zurück, deren Schleimhäute dadurch gereizt werden. Es treten Brennen und Schmerzen hinter dem Brustbein auf sowie saures Aufstoßen.
• Bei akuten Beschwerden durch aufsteigende Säure: Natrium phosphoricum D6, 4- bis 8mal täglich 1 Tablette.
• Bei Trockenheitsgefühl im Rachen und wenn sich binnen Stunden (bis zu einem Tag) kein Erfolg mit Natrium phosphoricum einstellt: Natrium chloratum D6.

Heilung der angegriffenen Speiseröhre

• Für die Heilung der angegriffenen Speiseröhren-Schleimhaut: bei gelblichem Zungenbelag Kalium sulfuricum D6; bei weißem oder weiß-grauem Zungenbelag Kalium chloratum D6.

Stillprobleme (Agalaktie, Hypogalaktie)

Während des Stillens können unterschiedliche Probleme auftreten. Häufig sind geringe Milchbildung, Neigung zu Milchstau und Schwierigkeiten beim Abstillen. Die Milchbildung hängt von der Flüssigkeitsaufnahme der Mutter, dem »Fleiß« des Kindes beim Trinken und der Häufigkeit des Anlegens ab. Ein Milchstau mit schmerzhaften Knoten entsteht meist dann, wenn das Kind die Brust nicht vollständig leert.

Schmerzhafte Knoten, weil das Kind nicht fleißig trinkt

- Bei zu geringer Milchbildung: Calcium phosphorium D6; zusätzlich sollte die Mutter viel trinken, das Kind oft anlegen und die Brust möglichst leertrinken lassen.
- Bei zu starker Milchbildung: Natrium sulfuricum D6.
- Bei Milchstauungen mit bläulich-weißer Milch: Natrium chloratum D6.
- Probleme beim Abstillen: Natrium sulfuricum D6. Dazu die Flüssigkeitszufuhr etwas einschränken, die Brust kühlen, straffen BH tragen oder die Brust hochbinden.

Überbein (Ganglion)

Das Überbein ist ein gutartiges gallertiges Gebilde, das sich an Gelenken und den oberflächlichen Sehnen des Hand- und Fußrückens entwickeln kann. Die Ursachen sind nicht eindeutig geklärt, meist sind es chronische Reizzustände (Überlastung).
- Salbe Nr. 1 (Calcium fluoratum D12).

Verbrennungen (Combustio)

Die Selbstbehandlung mit biochemischen Salzen beschränkt sich auf kleinere Verbrennungen und Verbrühungen mit den Symptomen Rötung, Schwellung, Blasen und Schmerz. Dazu zählt auch der Sonnenbrand. Der Zustand der Haut mit Rötung und Schmerz entspricht in der Biochemie dem ersten Stadium der Entzündung (Seite 19).

Was Verbrennungen mit Entzündungen gemeinsam haben: Rötung, Schwellung und Schmerz

- Wichtige Sofortmaßnahme: Mit reichlich kaltem Leitungswasser die Hautstelle kühlen (nicht übertreiben, Gefahr der Unterkühlung).
- Als erstes Mittel: Ferrum phosphoricum D12, viertelstündlich 1 Tablette.
- Wenn keine Blasen vorhanden sind (Verbrennung ersten Grades): Salbe Nr. 3 (Ferrum phosphoricum D12)

2 bis 3 mm dick auf die Haut auftragen, am ersten Tag mehrmals wiederholen. Bei strikter Anwendung lassen sich in den meisten Fällen die Schmerzen und das Schälen der Haut verhindern.
- Am zweiten Tag: 2- bis 3mal Salbe Nr. 6 (Kalium sulfuricum D6) auftragen.
- Bei Brandblasen mit heller Flüssigkeit (Verbrennung zweiten Grades) nur innerlich: Natrium chloratum D6, 6- bis 8mal täglich 1 Tablette; die Blasen nicht öffnen!
- Bei weißgrauem Schorf auf der Wundfläche: Kalium chloratum D6, 6mal täglich 1 Tablette.

Verletzungen (Hautaffektionen, Traumen)

Zum Arzt ▪
- *bei größeren Wunden*

Selbstbehandlung ist möglich bei Schürf- und Schnittwunden, Blutergüssen, Prellungen, Verstauchungen und Quetschungen. Größere Wunden müssen chirurgisch behandelt werden.
- Sofortmaßnahme: Ferrum phosphoricum D12, 6- bis 8mal täglich 1 Tablette.
- Zur Unterstützung die Wundheilung: Salbe Nr. 3 (Ferrum phosphoricum D6).
- Wenn nach Anwendung von Ferrum phosphoricum Schwellung und Entzündung (Rötung) zurückbleiben: das Salz Kalium chloratum D6.
- Bei Blutergüssen: Silicea D12-Salbe.

Verstopfung (Obstipation)

Die klassische Beschwerde bei überwiegend sitzender Lebensweise

Eine Verstopfung resultiert in der Mehrzahl der Fälle aus Bewegungsmangel bei meist sitzender Lebensweise, einseitiger Ernährung ohne Ballaststoffe oder Erkrankungen im Verdauungstrakt.
- Bewährte Salze: Natrium sulfuricum D6 (Standardmittel) und Natrium chloratum D6; wählen Sie von diesen beiden Ihr Mittel durch Vergleich der Signaturen-Diagnostik (Seite 42 und Seite 39).

Völlegefühl, Blähungen (Dyspepsie, Meteorismus)

Blähungen und Völlegefühl können nach zu reichlichen, fettreichen und spät eingenommenen Mahlzeiten auftreten. Auch schlechtes Kauen, Luftschlucken beim schnellen Essen (Luftblähung), blähende Lebensmittel wie Früchte, Gemüse, Getreide, Kaffee, kohlensäurehaltige Getränke und Nahrungsmittelzusätze (wie Inosit und Sorbit), Nahrungsmittelallergien, Enzymmangel und Darmpilze sind mögliche Auslöser. Bei Blähungen entstehen durch Gärungsprozesse im Darm Gase, die Erbrechen, Bauchschmerzen, Windabgang und Störungen des Stuhlgangs hervorrufen. Schwellungen der Finger und Augenlider können hinzukommen. Blähungen und Völlegefühl können ihrerseits das Roemheld-Syndrom auslösen: Atemnot nach dem Essen, Herzbeschwerden und Aufblähung des Leibes. Beachten Sie bei der Selbstbehandlung die Antlitz-Diagnostik, vor allem den Zungenbelag.

Bei der Selbstbehandlung vor allem den Zungenbelag beachten

- Bei Völlegefühl nach schweren, fettreichen, auch abends spät eingenommenen Mahlzeiten: Natrium phosphoricum D6, vor dem Schlafengehen und nach dem Aufstehen 5 Tabletten in heißem Wasser auflösen, noch warm schluckweise trinken. Eine weitere Einnahme ist oft nicht mehr nötig.
- Bei Druck im Bauchbereich mit Völlegefühl und Blähungen, bei gelb-schleimiger Zunge: Kalium sulfuricum D6, mehrmals stündlich 1 Tablette bis zur Besserung der Beschwerden.
- Bei Bauchschmerzen mit Aufstoßen: Magnesium phosphoricum als »Heiße Sieben« (Seite 19).
- Bei Schmerzen im Unterbauch, wenn Winde nicht abgehen: Natrium sulfuricum D6, 5 bis 10 Tabletten in heißem Wasser auflösen, noch warm schluckweise trinken.
- Bei übelriechenden Winden: Kalium phosphoricum D6.
- Bei Blähungskoliken von Kleinkindern: Magnesium phosphoricum D6, mehrmals 1 Tablette in warmem Wasser auflösen und trinken lassen.
- Bei sauren Durchfällen: Natrium phosphoricum D6.

Warzen (Verrucae)

Warzen, häufig an Händen und Füßen, sind Neubildungen der Haut, die durch Viren ausgelöst werden. Wichtig: Nicht kratzen, dadurch wird das weitere Ausbreiten gefördert.

Damit Warzen sich nicht vermehren: nicht kratzen!

- Bei Warzen an den Händen: Kalium chloratum D6 als Salbe oder 2 bis 3 Tabletten auf einem Eßlöffel Wasser auflösen und damit die Warze mehrmals täglich bestreichen.

- Wenn Kalium chloratum nicht befriedigend wirkt: Natrium sulfuricum D6-Salbe.
- Warzen, die am ganzen Körper auftreten können, die alt und verhärtet sind: Calcium fluoratum D12-Salbe.

Wechseljahre (Klimakterium)-Beschwerden

Als »klimakterische Symptome« – Hitzewallungen, Schweißausbrüche, Schlafstörungen, Herzrasen, Müdigkeit, Kopfschmerzen und allgemeine Schwäche - werden Beschwerden bezeichnet, die bei etwa 70 Prozent der Frauen durch die hormonelle Umstellung im Zeitraum zwischen dem ersten Aussetzen und dem endgültigen Aufhören der Regelblutung (Klimakterium) auftreten.
- Bei Müdigkeit, Erschöpfung, Schlafstörungen: Kalium phosphoricum D6.
- Bei Hitzewallungen, Einschlafproblemen, Herzrasen: Magnesium phosphoricum D6.
- Bei Schweißausbrüchen: Silicea D12.

Windelausschlag (Windeldermatitis)

Zum Arzt

Wenn bei Säuglingen und Kleinkindern Ausschläge rund um den After auftreten, können eine Reizung durch Stuhl und Urin, eine allergische Reaktion auf Reinigungslotionen oder eine Pilzinfektion die Ursache sein. Lassen Sie dies unbedingt vom Arzt klären. Die folgenden Mittel können als Salze oder – nach sanfter Reinigung mit pH-neutraler milder Flüssig- oder Babyseife – auch als Salben eingesetzt werden.
- Bei trockener, aufgesprungener, auch bei nässender Haut: Natrium chloratum D6.
- Bei saurem Durchfall: Natrium phosphoricum D6.
- Bei stinkendem Stuhl: Kalium phosphoricum D6.

Zahnen (Dentition)

Zum Arzt
- *bei Fieber*
- *bei Krämpfen*

Der Durchbruch der Milchzähne bei Säuglingen vollzieht sich zwischen dem 6. und 30. Lebensmonat. Während des Zahndurchbruchs können Fieber, Schmerzen, Unruhe und Eßunlust auftreten. Bei Fieber vom Arzt klären lassen, ob sich eine Erkältung hinzugesellt hat.
- Unterstützt den Zahndurchbruch und hilft bei den damit verbundenen Beschwerden: Calcium phosphori-

cum D6, 3- bis 6mal täglich 1 Tablette mit Wasser zu einem Brei auflösen, auf den Schnuller streichen; bis zur Besserung der Beschwerden.
• Bei Krämpfen während des Zahnens: Magnesium phosphoricum D6.

Für Säuglinge die Tabletten als Brei auf den Schnuller streichen

Zahnfäule (Caries dentium)
Wenn Bakterien im Zahnbelag aus Zucker Säuren bilden, weicht der harte Zahnschmelz auf, es treten Zersetzungsprozesse auf, die weit in die Tiefe dringen können.
• Zahnärztliche Überwachung, wenig (besser noch: keine) Süßigkeiten und regelmäßiges Zähneputzen sind die wichtigsten Vorbeugemaßnahmen.
• Festigt den Zahnschmelz und schützt vor Karies, auch bei erblicher Kariesanfälligkeit (wenn die Vorbeugemaßnahmen beachtet werden): Calcium fluoratum D12, täglich 1 Tablette (Kleinkinder) beziehungsweise 2 Tabletten (Kinder und Jugendliche) über mehrere Monate.

Hilfreich auch bei erblicher Kariesanfälligkeit

Zahnfleischerkrankungen (Gingivapathien, Gingivitis, Parodontopathie)
Zahnfleischerkrankungen äußern sich in Rötung, Reizung und Empfindlichkeit des Zahnfleisches. Auch leichte Blutungen können auftreten. Meist handelt es sich um Entzündungen, die durch thermische (zu heiß gegessen/getrunken), mechanische (etwa Verletzung beim Zähneputzen) oder bakterielle Einflüsse (Erreger) entstehen. Beim Zahnfleischschwund (Parodontopathie) beispielsweise zieht sich das Zahnfleisch mit der Zeit immer weiter zurück; mögliche Gründe sind Genußmittelmißbrauch, hormonelle Störungen, Vitaminmangel, Infektions- und Blutkrankheiten oder falsches Zähneputzen. Auch hier können Entzündungen die Folge sein.
• Bei blassem und empfindlichem Zahnfleisch: Calcium phosphoricum D6.
• Bei Zahnfleisch mit rotem Saum und Zahnfleischbluten: Kalium phosphoricum D6.
• Zur Festigung des Zahnfleisches bei Parodontopathie: Silicea D12 und Calcium fluoratum D12 im halbtäglichen Wechsel, je 2 mal 2 Tabletten.

Zahnschmerzen (Dentalgie)

Schmerzen an den Zähnen und am Zahnfleisch lassen sich nicht immer eindeutig unterscheiden und können verschiedene Ursachen haben, zum Beispiel Zahnkaries (Seite 87), Parodontopathie (Zahnfleischschwund, Seite 87), Nervenentzündungen und Fisteln (röhrenförmiger Gang, ausgehend von einem Hohlraum). Lassen Sie vom Zahnarzt die Ursache klären. Sollte dies nicht möglich sein (Wochenende, nachts, auf Reisen), versuchen Sie es mit Salzen in folgenden Fällen:

Zum Zahnarzt ■

- Bei Entzündungen der Mundschleimhaut: Ferrum phosphoricum D12.
- Bei leicht blutendem Zahnfleisch: Kalium phosphoricum D6.
- Wenn der Schmerz in Perioden auftritt und sich bei Wärme bessert: Magnesium phosphoricum D6 mehrmals am Tag als »Heiße Sieben« (Seite 19).
- Bei vermehrtem Speichelfluß: Natrium chloratum D6.
- Wenn gleichzeitig rheumatische Krankheiten bestehen: Calcium sulfuricum D6.

Zungenentzündung (Glossitis)

Eine Entzündung der Zunge macht sich mit Rötung, Schwellung, Brennen und schmerzhaftem Abrieb des Zungenbelags bemerkbar. Oft sind allergische Reaktionen auf Arzneimittel, Zahnmaterial oder Lebensmittel die Ursache. Auch Magen-Darm-Erkrankungen, Hormonstörungen, Leber- und Pilzerkrankungen kommen als Auslöser in Frage. Unbedingt die Ursache ärztlich abklären lassen! Zur Unterstützung der ärztlichen Behandlung:

Zum Arzt ■

• *in jedem Fall*

- Bei dunkelroter, geschwollener Zunge: Ferrum phoshoricum D12.
- Bei verhärteter Zungenoberfläche: Calcium fluoratum D12.
- Bei Zungenentzündung mit weißlich-grauem Belag: Kalium chloratum D6.

Zum Nachschlagen

Mineralsalze im Körper

	Calcium	Chlorid	Eisen	Fluorid	Kalium	Magnesium	Phosphat	Silicium	Sulfat	Natrium
Arterien								•		
Auge	•							•		
Bänder				•				•	•	
Bindegewebe								•	•	
Blut	•	•	•	•	•	•	•	•	•	•
Darmtrakt	•				•	•	•			
Erythrozyten	•	•	•		•	•	•		•	•
Fettgewebe					•					
Gehirn	•				•	•	•			•
Geschlechtsorgane	•				•	•	•			•
Haare				•		•		•	•	
Haut	•			•	•	•	•	•	•	•
Herz	•					•	•			•
Körperflüssigkeiten	•	•	•	•	•	•	•	•		•
Knochen	•		•	•	•	•	•	•		•
Knochenmark			•							
Knorpel								•	•	•
Leber	•		•		•	•	•		•	•
Lunge	•				•	•		•		•
Lymphe		•					•		•	
Magen		•			•					
Milz/RES	•		•		•					
Muskulatur	•		•	•	•	•	•	•	•	•
Nägel	•		•	•	•	•		•	•	
Nebennieren	•				•	•				
Nerven	•	•			•	•	•			
Niere	•				•			•		•
Pankreas	•				•	•		•	•	•
Schilddrüse	•					•				
Schleimhaut	•			•	•				•	
Sehnen				•		•		•	•	
Thymusdrüse				•			•			
Venen	•			•	•	•	•			
Zähne	•			•			•	•		

Mineralstoffe und Lebensmittel

Diese Übersicht hilft Ihnen, die Lebensmittel auszuwählen, die Ihre Behandlung mit einem Mineralsalz sinnvoll unterstützen können.

Salz	Lebensmittel
Calcium fluoratum	Appenzeller, Bergkäse, Blattspinat, Brennessel, Edelpilzkäse, Gouda, Kochkäse, Krabben, Leinsamen, Paranüsse, Petersilienblätter (getrocknet), Sesamsamen, Sojamehl (halbfett), Zuckererbsen
Calcium phosphoricum	grüne Bohnen (gegart), Brennessel, Brokkoli, Brombeeren, Buttermilch, Butterpilz, Haselnüsse, Hefeflocken, Joghurt mit Müsli, Käse, Kichererbsen, Krabben, Leinsamen, Mandeln (süß), Mohnsamen, Petersilie, Sesamsamen, frische Sojabohnen, Spinat, Steinpilz, Zuckererbsen
Ferrum phosphoricum	Bäckerhefe (getrocknet), Bierhefe, dicke Bohnen, grüne Bohnen (gegart), Buchweizen, grüne Erbsen, Hirse, Kichererbsen, Kürbiskerne, Leinsamen, Molkenkäse, Muscheln, Pilze, Pistazienkerne, Roggen, Soja, Sonnenblumenkerne, Spinat, Weizen- und Roggenkeimflocken, Wild
Kalium chloratum	Banane, Bierhefe (getrocknet), Brennessel, Brokkoli, Datteln, Frühlingsrolle, Gans (gegart), Gartenkresse, Hafer, Hartkäse, Hefeflocken, Klaffmuscheln, Knollensellerie, Kokosnuß, Makrele, Matjeshering, Ölsardinen, Pilze (getrocknet), Rotkohl, Schaffleisch (Konserve), Schafskäse, Sesamsamen, Sprotte, Staudensellerie, Tomaten, Zuckererbsen
Kalium phosphoricum	Artischocke, Bachsaibling, Blauschimmel-Käse, Bohnen getrocknete, grüne Bohnen (gegart), Cashewkerne, Erdnüsse, Eßkastanien, frisches Getreide (alle Arten), Hase, Haselnüsse, Heilbutt, Huhn/Hähnchen, Klaffmuscheln, Knoblauch, Kochkäse, Kürbiskerne, Lachs, Leber, Makrele, Mandeln (süß), Mohnsamen, Parmesankäse, Petersilienblätter, Pilze, Pinienkerne, Pistazienkerne, Sesamsamen, Sonnenblumenkerne, Spinat, Sprotte, Walnüsse (europäische), Weichkäse, Zuckermais, Zwiebeln
Kalium sulfuricum	Äpfel, Blauschimmel-Käse, Bachsaibling, Brokkoli, Cashewkerne, Dinkel, Erdnüsse, Forelle, Gartenkresse, Gerste, Hafer, Haselnüsse, Hecht, Kabeljau, Kichererbsen, Klaffmuscheln, Kürbiskerne, Lachs, Makrele, Petersilienblätter, Pilze getrocknet (Butterpilz, Morchel, Hallimasch), Pistazienkerne, Roggen, Sesamsamen, Weichkäse, Weizen, Zuckererbsen
Magnesium phosphoricum	grüne Bohnen (gegart), Cashewkerne, Dinkel, Erdnüsse, Gerste, Hafer, Haselnüsse, Hirse, Knoblauch, Kürbiskerne, Leinsamen, Mais, Pilze getrocknet (Hallimasch, Morchel, Steinpilz), Pinienkerne, Reis (natur), Roggen, frische Sojabohnen, Sonnenblumenkerne (geschält), Weizen
Natrium chloratum	dicke Bohnen, Brennessel, Gans (gegart), Fenchel, Frischkäse, Hartkäse, Knollensellerie, Kochkäse, Kürbiskerne, Leinsamen, Mangold, grüne Oliven (gesäuert), Petersilienblätter (getrocknet), Schafskäse, Schnittkäse, Sesamsamen, Spinat, Staudensellerie, Trüffel (getrocknet), Weichkäse
Natrium phosphoricum	dicke Bohnen, Brennessel, Dill, Flußkrebs, Gans (gegart), Hartkäse, Hühnerei, Hummer, Kochkäse, Knollensellerie, Kürbiskerne, Leinsamen, Roggen, Rote Bete, Schnittkäse, Schmelzkäse, Schafskäse, Sesamsamen, Staudensellerie, Trüffel (getrocknet), Weichkäse
Natrium sulfuricum	Blattspinat, Bohnen, Cashewkerne, Fenchel, Gans (gegart), Garnelen, Hartkäse, Jakobsmuscheln, Knollensellerie, Kokosnuß, Kürbiskerne, Leinsamen, Petersilienblätter (dicke), Roggen, Schafskäse, Schnittkäse, Schwertfisch, Sesamsamen, Sprotte, Steinpilz (getrocknet), Weichkäse
Silicea	Hafer, Hirse, Gerste, Kartoffeln, Mais, Roggen, Rote Bete, Weizenvollkorn
Calcium sulfuricum	Brokkoli, Brunnenkresse, Cashewkerne, Gartenkresse, Grünkohl, Hartkäse, Haselnüsse, Kochkäse, Krabben, Leinsamen, Mandeln (süß), Mohnsamen, Paranüsse, Petersilienblätter, Schafskäse, Schnittkäse, Sesamsamen, frische Sojabohnen, Steinpilz (getrocknet), Weichkäse, Zuckererbsen

Adressen, die weiterhelfen

Seminare
Biochemischer Bund Deutschlands e.V.,
 In der Kuhtrift 18, 41541 Dormagen
Deutsche Homöopathie-Union (DHU),
 Ottostraße 24, 76227 Karlsruhe

Zeitschriften
Weg zur Gesundheit – Zeitschrift für Biochemie und
 natürliche Gesundheitspflege,
 Herausgeber: Biochemischer Bund Deutschlands e.V.,
 In der Kuhtrift 18, 41541 Dormagen (Probehefte,
 Abonnementbedingungen auf Anfrage)

Therapeutenverzeichnis, Vereinsanschriften
Biochemischer Bund Deutschlands e.V.,
 In der Kuhtrift 18, 41541 Dormagen
Der Biochemische Bund (Dachverband der Biochemi-
 schen Vereine) ist im Internet zu erreichen über:
 http://members.aol.com/biochemie/welcome.html
 (Informationen zu den Schüßler-Salzen, Bücher,
 Therapeutenverzeichnis); e-Mail-Adresse:
 biochemie@aol.com
Arbeitskreis praktische Biochemie, c/c ISO Arzneimit-
 tel, Bunsenstraße 6-10, 76275 Ettlingen
Biochemischer Gesundheitsverein, Adressen über
 Biochemischer Bund (siehe oben)

Homöopathie
Deutsche Gesellschaft für klassische Homöopathie,
 Grundtvigstraße 39, 33330 Gütersloh
Deutscher Zentralverein homöopathischer Ärzte e.V.,
 Linkenheimer Landstraße 113, 76149 Karlsruhe
Homöopathie-Forum:
 Organisation klassisch arbeitender Heilpraktiker e.V.,
 Grubmühler Feldstraße 14a,
 82131 Gauting
Ärztegesellschaft für Klassische Homöopathie,
 c/o Dr. Dietmar Payrhuber, Griesgasse 2,
 A-5020 Salzburg
Verband Klassischer Homöopathen, Postfach 625,
 CH-8030 Zürich

Homöopathischer Ärzteverein, Termerweg 21,
CH-3900 Brig-Glis

Fußbadewannen
Schiele Arzneibäder-Fabrik GmbH,
Industriestraße 16 b, 25462 Rellingen

Bücher, die weiterhelfen

Baginsky D.: Biochemische Salben. WzG Verlag GmbH
Jaedicke H. G.: Dr. Schüßlers Biochemie – eine Volksheilweise. WzG-Verlag GmbH*
Kraus Dr. J.: Leben mit hyperaktiven Kindern. Piper-Verlag, München
Langen D.: Autogenes Training. Gräfe und Unzer Verlag, München
Oltmanns H.-D.: Die biochemische Heilweise in der Kinderheilkunde. WzG-Verlag GmbH*
Rias-Bucher, Barbara: Vollwert-Kochvergnügen; Vollwert Backvergnügen, beide Titel: Gräfe und Unzer Verlag, München
Rosival Dr. rer. nat. V.: Hyperaktivität natürlich behandeln. Gräfe und Unzer Verlag, München
Schmidt S.: Immunsystem schützen und gezielt stärken. Gräfe und Unzer Verlag, München
Sommer J.: Charakteristik der Dr. Schüßlerschen Funktionsmittel. WzG-Verlag GmbH*
Stumpf, Werner,: Der große GU Ratgeber Homöopathie, Gräfe und Unzer Verlag, München
Terlinden, M.: Was ist Homöopathie, Dynamis Verlag, Oberhausen
Ulpts J.W.: Die Geschichte der Naturheilweise Biochemie. Eigenverlag J.W. Ulpts, Oldenburg
Vollmer K.: Autogenes Training mit Kindern. Gräfe und Unzer Verlag, München
Kaiser, Dr. med. J.: Das große Kneipp-Hausbuch. Knaur-Verlag, Weltbild, Augsburg

* Titel zu beziehen über Buchversand A. Schröder, Saarlandstraße 2, 59302 Oelde

Sachregister

Abstillen 83
Abwehrschwäche 31, 54, 59
Abwehrzellen 54
Adipositas 60
Adipositas-Schema 61
Adynamie 55
Agalaktie 83
Agoraphobie 79
Ähnlichkeitsregel 6
Akne 40, 41, 43, 78
akute Erkrankungen 17, 18
Alopecia 63
Alterserscheinungen 43
Analekzem 29
Angstgefühle 54, 74
Ängstlichkeit 35, 80
Antibiotika 54
Antimykotika 76
Antipilzmittel 76
Antlitz-Diagnostik 15, 45
Antriebslosigkeit 34, 55, 74
Aphthen 75
Appendizitis 72
Arterienverkalkung 42
Arthritis 61
Arthropathie 61
Arthrose 43, 61
Arzneimittelbild 7
Asomnie 80
Asthma 37, 40, 66
Aufregung 81
Aufstoßen 40, 85
Ausschlag 41, 56

Badesalz 12
Bakterien 58
Bänderriß 55
Bandscheibenbeschwerden 43
Bauchkrämpfe 37
Bauchschmerzen 72, 85
Besenreiser 29, 71
Bettnässen 41, 56

Bewegungsmangel 84
Bindehautentzündung 33, 35, 56
Biochemische Haarpackung 70
Blähungen 21, 40, 41, 84, 85
Blähungskolik 22, 40, 41, 85
Blasen 38
Blasenentzündung 57
Blasenkatarrh 57
Blinddarmentzündung 72
Bluterguß 43, 84
Brandblasen 84
Bronchitis 33, 45, 59, 66
Brustdrüsenentzündung 40, 44, 57
Brustdrüsenverhärtung 29, 58

Calcium fluoratum 28
Calcium phosphoricum 29
Calcium sulfuricum 44
centesimale Verdünnung 8
Chalazion 62
chronische Erkrankungen 17, 18
Colitis 72
Combustio 83
Coxarthrose 44

Darmbakterien 54
Darmflora 54
Darmkatarrh 72
Darmpilze 61, 67, 72, 85
Darmschleimhautentzündung 33, 35, 72
Dauer der Behandlung 25
Dentalgie 88
Dentition 86
Depression 34, 38, 41, 74, 80

dezimale Verdünnung 8
Diabetes 26, 41
Diarrhoe 58
dicke Beine 82
Diphtherie 10
Dosierung 18, 45
Durchblutungsstörung 31, 80
Durchfall 31, 38, 40, 41, 58, 72, 85
Dysmenorrhoe 74
Dyspepsie 84

Eigenspannung 17
Eisenphosphat 31
Eiterung 43, 44, 45
Ekzeme 21, 33
Emesis 58
Empfindlichkeit 80
Enteritis 72
Entzündung 19, 20, 21, 22, 32, 33, 36, 41, 55, 84
Entzündungszeichen 20
Enzyme 44
Enzymmangel 85
Erbrechen 38, 40, 58, 69, 72, 85
Erfrierungen 41
Erkältung 33, 36, 41
Ermüdung 74
Erschöpfung 34, 86
Erysipel 33, 34, 41
Eßunlust 86
Exanthem 64

Falten 28, 29, 59, 60
Faltenbildung 17, 43
Ferrum phosphoricum 31
fettige Haut 40, 60
Fettsucht 40, 60
Fistel 43, 88
Fraktur 68
Freßzellen 42
Fußbad 11, 22, 23
Furunkel 43, 44
Fußschweiß 44

Ganglion 83
Gastritis 72
Gedächtnisschwäche 31
Gefäßverkalkung 43
Gelenkerkrankungen 22, 61
Genußmittelvergiftung 58
Gerstenkorn 62
Gichtbeschwerden 40, 43, 44, 62
Gifte 35
Gingivapathie 87
Gingivitis 87
Globuli 26
Glossitis 88
Gonarthrose 44
Gürtelrose 33, 38

Haarausfall 34, 43, 63
Haarprobleme 43
Haartönungsallergie 77
Hagelkorn 62
Hahnemann, Dr. med. Samuel 6
Halsentzündung 59
Hämorrhoiden 63
Handbad 11
Harnsäureablagerungen 62
Hartspann 75
Hausapotheke 13
Hautaffektionen 84
Hautausschlag 33, 34, 36, 38, 40, 41, 64
Hauterkrankungen 22, 35, 36, 65
Hautjucken 65
Hautpilze 29, 41
Hautschutz 23
Hautschrunden 65
Hautverletzung 21
Hefepilze 57, 58
Heimweh 66
Heiße Sieben 19, 26
Herpes 38, 56, 57
Herzbeschwerden 66, 82

Herzinfarkt 58
Herzklopfen 79, 80
Herzrasen 86
Herzschwäche 34
Hickethier, Dr. h.c. 12, 16
Hitzewallungen 86
Hordeolum 62
Hormone 44
Hornhaut 28, 29, 65
Hüftgelenkbeschwerden 44
Hühneraugen 32, 40, 41, 43, 66
Husten 31, 37, 59, 66
Hyperaktivität 34, 67
Hyperkeratose 65
Hypogalaktie 83

Immundefizit 54
Immun-Schema 54
Immunschwäche 54
Immunsystem 42, 54
Impfung 33
Insektenstich 31, 38, 67

Jucken 30, 65

Kalium chloratum 32
Kalium phosphoricum 33
Kalium sulfuricum 35
Kaliumchlorid 32
Kaliumphosphat 33
Kaliumsulfat 35
Kalziumfluorid 28
Kalziumphosphat 29
Kalziumsulfat 44
Karbunkel 34
Karies 28, 87, 88
Kieselsäure 42
Klärstrom 41
Klimakterium 86
Knochenbrüche 30, 31, 68, 69
Knocheneiterung 43
Knochenerkrankungen 68
Knochenhautentzündung 43, 68

Knochenschwund 30, 43, 69
Koliken 37, 40
Kompressen 11, 23, 24
Konjunktivitis 56
Konzentrationsstörung 31, 80
Kopfschmerzen 69, 74, 80, 86
Kopfschuppen 70
Krack, Dr. med. Niels 16
Kraftlosigkeit 55
Krähenfüße 44, 60
Krampfadern 41, 70
Krämpfe 12, 34, 37, 40, 87
Kreislaufschwäche 71
Kupferfinnen 79

Lähmungserscheinungen 34
Lampenfieber 38
Lebererkrankung 35, 45
Lichtempfindlichkeit 71
Lichtscheu 69
Lidkrampf 71
Liftinghaut 44
Lippenprobleme 72
Lymphknotenentzündung 45
Lymphknotenschwellung 45

Magenkatarrh 38, 72
Magenschleimhautentzündung 31, 33, 35, 72
Magersucht 59
Magnesium phosphoricum 36
Magnesiumphosphat 36
Mandelentzündung 31, 59, 73
Mangelzeichen 15
Mastitis 57
Medikamente 26, 58

Medikamentenallergie 77
Melancholie 35, 41, 74
Menstruation 78, 79
Menstruationsbeschwerden 74, 78
Meteorismus 84
Migräne 37, 69, 71
Milchbildung 83
Milchschorf 40
Milchstau 83
Milchzucker-Unverträglichkeit 26
Mineralstoffe 12
Mineralstoffmangel 75
Mitesser 78
Mittelohrentzündung 78
Modalitäten 17, 47
Moleschott, Jakob 8
Müdigkeit 86
Mundschleimhautentzündung 88
Mundschleimhautgeschwür 75
Muskelerkrankungen 75
Muskelfaserriß 75
Muskelkater 31, 75
Muskelkrämpfe 30, 75
Muskelprellung 75
Muskelschwäche 34, 75
Muskelzerrung 75
Muskelzuckungen 37
Myopathien 75

Nagelpilze 29, 75, 76
Nagelprobleme 43, 44, 75
Nahrungsmittelallergie 58, 85
Nahrungsmittelunverträglichkeit 58
Nahrungsmittelzusätze 84
Narben 28, 29, 76
Nasenbluten 30
Narbenkeloid 76

Natrium chloratum 38
Natrium phosphoricum 39
Natrium sulfuricum 41
Natriumchlorid 38
Natriumphosphat 39
Natriumsulfat 41
Nebenwirkungen 25
Nervenentzündung 88
Nervensalz 33
Nervenschmerzen 22
Nervenschwäche 56
Nervosität 30, 77
Nesselausschlag 77
Nesselsucht 34
Neurasthenie 56, 77, 81
Neurodermitis 21, 36
Neurose 80
Niedergeschlagenheit 34
niedriger Blutdruck 80
Nierengries 43
Nostalgie 66

Obstipation 84
Ödeme 38, 41, 82
Ohrausschlag 78
Ohrenentzündung 59
Ohrenschmerzen 78
Ohrmykose 78
Onychomykose 76
Onychorrhexie 75
Organuhr 80
Osteomalazie 68
Osteopathien 68
Osteoporose 30, 43, 69
Otalgien 78

Packungsgröße 28
Papel 67
Parodontopathie 87, 88
Periostitis 68
Photodynie 71
Photosensibilität 71

Sachregister

Pickel 78
Pilze 41, 57, 58, 61, 67, 75, 76
Pilzinfektion 86, 88
Platzangst 79
Plicae 59
Potenzierung 7, 8
Prellungen 84
Prüfungsangst 79
Prüfungsphobie 79
Prüfungs-Schema 79
Pruritus 65
Pseudokrupp 66
Psoriasis 70
psychische Störungen 80
Psychose 80
Pubertät 78
Pusteln 43, 78

Quaddeln 77
Quetschungen 22, 31, 84

Rachenentzündung 59
Regulationsstörung 71
rheumatische Beschwerden 35, 37, 38, 40, 41, 43, 45, 62
Rhinitis 20
Roemheld-Syndrom 85
Rosacea-Akne 41, 79

Salben 11, 21, 24
Salbengrundstoff 28
Salbenumschlag 22
Säufernase 42
Säuglinge 21, 22, 30, 38
Scheide trocken 80
Schimmelpilze 58
Schizophrenie 80
Schlaflosigkeit 34
Schlafstörungen 37, 80, 86
Schleimbeutelentzündung 33, 62

Schleimhautentzündungen 35
Schnupfen 20, 21, 31, 33, 35, 36, 38
Schüchternheit 54
Schuppen 38, 59
Schuppenflechte 29, 35, 36, 70
Schuppenflechte-Schema 64
Schüßler, Dr. med. Heinrich Wilhelm 5
Schwäche 34, 38, 75, 80, 81, 86
Schwäche bei Kindern 81
Schwangerschaft 58, 71
Schwangerschaftsstreifen 29, 60
Schweißausbruch 86
Schwellungen 38, 82, 84, 85
Schwerhörigkeit 80
Schwindel 69, 80
Schwitzen 43, 69, 80, 86
Seborrhoe 40, 70
Sehnenerkrankungen 43
Sehnenscheidenentzündung 22, 31, 32, 33
Seitenstrangangina 73
Selbstbehandlung 15
Selbstheilungskräfte 18
Serienwaschungen 12
Skoliose 44
Signaturen-Diagnostik 15, 16, 45
Silicea 42
Sodbrennen 40, 82
Sonnenbrand 31, 83
Sorgen 81
Stillprobleme 83
Stimmungsschwankungen 80
Streß 69

Taubheitsgefühl 30, 62
Tennisarm 55
Tennisarm-Schema 55
Therapeuten 27
Thrombose 71
Tonsillitis 73
Tränenträufeln 71
Traumen 84
trockene Bindehaut 38
trockene Haut 38, 64, 66
trockene Nase 38
trockene Scheide 80
Tussis 66

Übelkeit 69, 72, 74
Überanstrengung 75
Überbein 29, 83
Überwärmungsbad 12
Unruhe 37, 54, 79, 80, 86
Unterschenkelgeschwüre 38, 41
Unterschenkelödem 82
Unwohlsein 74
Urticaria 34, 77

Varikosis 70
Varizen 70
Venenentzündung 71
Venenwandschwäche 82
Verbrennung 21, 31, 33, 83
Verdauungsbeschwerden 40, 74
Verkrampfung 75
Verletzung 31, 32, 33, 84
Verrucae 85
Verspannung 75
Verstauchung 31, 84
Verstimmung 74
Verstopfung 38, 41, 84
Virchow, Dr. Rudolf 8, 9

Viren 57, 58
Vitamine 54
Vitaminmangel 54, 87
Vollbad 12
Völlegefühl 84, 85
Vollwertkost 26

Wachstumsstörung 31, 36, 43, 45, 68
Wadenkrampf 71, 75
Warzen 29, 32, 41, 85
Waschmittelallergie 77
Watschelgang 69
Wechseljahre 80, 86
Wegweiser 45
Wehen 37
Weinerlichkeit 80
Wickel 23, 24
wildes Fleisch 32, 43, 76
Windeldermatitis 34, 38, 86
Wunden 31, 36
Wundrose 33, 34, 41
Würfelfalten 29

Xerodermie 64

Zahnbelag 87
Zähneputzen 87
Zahnfäule 87
Zahnfleischbluten 87, 88
Zahnfleischerkrankungen 87
Zahnfleischschwund 87, 88
Zahnschmelz 87
Zahnschmerz 38, 88
Zahnung 30, 37, 86
Zahnungskrampf 75
Zittern 79, 80
Zuckerkrankheit 26, 41
Zungenentzündung 88
Zystitis 57

Zum Nachschlagen

Wichtiger Hinweis
Die von Autoren der Reihe »GU Ratgeber Naturmedizin heute« vertretenen Auffassungen in bezug auf Krankheiten und ihre Behandlung weichen teilweise von der allgemein anerkannten medizinischen Wissenschaft ab. Jeder Leser ist aufgefordert, in eigener Verantwortung zu entscheiden, ob und inwieweit die in diesem Buch vorgestellten Naturheilverfahren und Naturheilmittel für ihn eine Alternative zur »Schulmedizin« darstellen.

© 1999 Gräfe und Unzer Verlag GmbH, München
Alle Rechte vorbehalten. Nachdruck, auch auszugsweise, sowie Verbreitung durch Film, Funk und Fernsehen, durch fotomechanische Wiedergabe, Tonträger und Datenverarbeitungssysteme jeder Art nur mit schriftlicher Genehmigung des Verlages.

Redaktion:
Doris Schimmelpfennig-Funke

Lektorat:
Kurt Gallenberger

Bildredaktion:
Christine Majcen-Kohl

Grafiken:
Detlef Seidensticker

Layout und Umschlaggestaltung:
Heinz Kraxenberger

Produktion:
Susanne Mühldorfer

Satz:
Easy Pic Library

Repro:
PHG-Lithos

Druck und Bindung:
Druckerei Auer

ISBN 3-7742-3736-0

Auflage 3. 2. 1.
Jahr   01 2000 99

Bildnachweis:
APE: Seite 59;
Bavaria: U1;
Blessing, Werner W.: U2/Seite 1;
Dahl, Christian: Seite 62;
eye of science/Oliver Meckes: Seite 29, 43;
Image/Premium: Seite 14;
Jahreis, Manfred: Seite 72;
jump/Annette Falck: Seite 2, 6, 7;
jump/Christiane Vey: Seite 42;
Kage, Manfred: Seite 3, 4, 10, 13, 17;
Leis, Michael: Seite 16 rechts, 77;
Mauritius/AGE: Seite 12, 35, 54; -/Bayer: Seite 16 links; -/Bluestone: Seite 3, 68; -/C.C. Production: Seite 2, 46; -/Frauke: Seite 9, 16 Mitte; -/Grasser: Seite 69; -/Pearce: Seite 34; -/Power Stock: Seite 63; -/SST: Seite 20; -/Susan: Seite 39;
Nestlé/Alete: Seite 58;
Salomon, Thomas von: Seite 11, 24;
Schneider, Christophe: Seite 76;
Stieger, Christof: Seite 80;
Studio Reiner Schmitz: Seite 65, 73;
Wunsch, Georg: Seite 25.